从头到脚说健康

从头到脚

说健康

曲黎敏 ◎ 著

四川科学技术出版社

图书在版编目（CIP）数据

从头到脚说健康 / 曲黎敏著. -- 成都：四川科学技术
出版社，2017.3（2023.12月重印）
ISBN 978-7-5364-8562-4

Ⅰ. ①从… Ⅱ. ①曲… Ⅲ. ①保健－基本知识 Ⅳ. ①R161

中国版本图书馆CIP数据核字（2017）第042198号

从头到脚说健康
CONGTOUDAOJIAO SHUO JIANKANG

曲黎敏 著

出 品 人：程佳月
总 策 划：金丽红　黎　波
责任编辑：王赛男　李迎军
责任出版：欧晓春
法律顾问：梁　飞
封面设计：郭　璐
插图绘制：詹子鹤
版式设计：姜　华
媒体运营：刘　冲　刘　峥　洪振宇
责任印制：张志杰　王会利
版权代理：何　红

出版发行：四川科学技术出版社　　　　　官方微博：http://e.weibo.com/sckjcbs
地　　址：成都市锦江区三色路238号　　官方微信公众号：sckjcbs
邮　　编：610023　　　　　　　　　　　传　　真：028-86361756
发　　行：北京长江新世纪文化传媒有限公司
电　　话：010-58678881　　　　　　　　传　　真：010-58677346
地　　址：北京市朝阳区曙光西里甲6号时间国际大厦A座1905室
邮　　编：100028
印　　刷：天津盛辉印刷有限公司

开　　本：700毫米×1000毫米　1/16　　成品尺寸：165毫米×238毫米
印　　张：17.75　　　　　　　　　　　　字　　数：210千
版　　次：2017年3月第1版　　　　　　　印　　次：2023年12月第26次印刷

定　　价：39.00元

邮　　购：成都市锦江区三色路238号新华之星A座25层　邮政编码：610023
电　　话：028-86361758

雕刻时光，细品美好

记得2007年夏至那天，我在山东教育台开讲《黄帝内经·养生智慧》，转过年来，还是六月，我在北京电视台讲《从头到脚说健康》，那两年真是我的年，很辛苦，但很快乐，因为我不仅结识了金黎组合、侯刚、黎叔等好朋友，也和广大的读者成为好朋友。

现如今，"养生"一词已被过度解读，这更让我庆幸当年自我的坚持——永远以《黄帝内经》等经典书籍为根本，深究生命之理，而不媚俗地讲一招一式。养生的要点，永远是养情怀，没有情怀，人走不远。还好，喜欢我的人，也有我这种坚持和倔强。我们一起走过来，我们一起成为传统文化的拥趸，同时，我们也一起成为受益者，这真是一件美好的事。能有十年的美好，已然不易，但我们一定会继续保有这份美好，会继续一起走下去。为什么呢？因为我们是和经典相伴，经典永远深邃、长青，我们只会深入学习，并因为我们的深入，而得到更美好的觉悟。

这两年，我们又开始谈论复兴传统文化，说一说没问题，但要真复兴，不会那么容易。因为复兴传统文化不是背背诗、重新穿穿汉服、插插花、玩玩香就可以了。诗词是古人写的，汉服是古人穿的，没有那颗诗心，没有汉人的胆魄和骨架，我们依旧撑不起那片古朴浩瀚的天空。而且，要想得传统文化之浑厚大气，还得有好身体，身体气血无力，也担不起这个重担，也化不开那份浓厚。总之，要想开悟，前提得精满气足。

任何一个急功近利的时代，都喜欢皮毛，而害怕真骨；都习惯说结果，而不知寻真因，就好比，看病、治病，人们都希冀去掉过程，这，怎么可能呢?! 得病，是时间的积累。而真正的治愈，不也需要我们对气血的修复和对生命的领悟?! 总之，无论我们做什么，都有伟大的时间之神在那儿操纵着我们的生活。所以，在复兴传统文化之前，我们要做的功课会很多，我们先要扔掉在急功近利时代养成的坏毛病、坏习性；然后建立好习惯、好习性。而这些，都快不得，快了，基础就不结实、就不牢固，就又是一场空欢喜。更何况，传统文化是生活的艺术化，就是要极细致地做每一件事，还要把事儿做到极致。其实，这种工匠精神，就是要我们先培养一颗安静的心、一对专注的眼睛、一双勤劳的手，然后，不骄不躁地、沉稳而喜悦地，雕刻时光……

这，就是我们未来十年，或未来二十年的功课，它需要我们当下每一分钟的努力和坚守。与其念叨"诗和远方"，不如守住当下的温柔敦厚与细腻平和，而温柔敦厚与细腻平和就藏在《诗经》《黄帝内经》这些经典当中。只要我们展卷，那远古和煦的风，就会把我们吹拂……

曲黎敏

2017 年 3 月 19 日

写于元泰堂

从头到脚，一次对生命的新的阅读

中国文化的最高境界不总是超凡脱俗，而是存在于世俗的日常生活当中。在儒家是人际关系的尽善尽美，在道家及禅宗是取法自然，在医家则是阴阳的和谐及五行生克之间的均衡。而所有这一切，都应融汇在人们的行为与言语中……

在中医眼中，人不是机器，而是"内景"，生命如同一棵树，在自然光影的明灭中，从枝权在四季风雨的变化上，我们就可以知道它深埋在地下的根部的情况。从此，人类隐秘的气血内脏不再是黑暗混沌的"灰箱"，而是如诗、如画……

从《黄帝内经》到现在，多少年过去了，也许我们心灵对自然的感悟正在退化，也许我们又要试图寻找一种方式——一种重新解放自己的方式，平静自己的方式，感受生命喜悦的方式。我们重又在毫无意义的历史的奔跑中停下脚步，仰望灿烂的星空；我们静静地呼吸、放松，放松我们习惯战斗的臂膀，放松我们戒备的眼睛，放松我们疲惫的心灵……我们坐下，就这么坐着，等待着刮了几千年的古老的风再次掠过我们的面颊，我们等待新生。

生生不息，万物与生命，顺应它，尊重它，静思它，这，便是传统医道教给我们的虔诚。

近几年来，养生保健的书籍蜂拥而至，有种让人无所适从之感。今天张说该这样，明天李说该那样，经常有朋友拿着稀奇古怪的方子或锻炼方法来问我，锻炼方法对与错倒无大碍，不舒服了，停下就是；吃错了药，性命攸关，肺腑不会说话，所以，这里边有几点需要注意：

第一，中医用药因人而异，几乎没有一个通方大家可以一起用。中医治病讲辨证论治，同样是感冒发烧的人，有人要用桂枝汤，有人要用麻黄汤，用错了，就会出大问题；还可能不同的病，比如有的人是痛经，有的人是抑郁症，医生却用一个方子来治疗，这就要看医生辨证施药的水平了，所以，药不可以乱服，一定要找到明医理的医生才行。

第二，现代人有过分依赖药品的问题。一定要明白，药不可能解决人的全部问题，得病从某种意义上说，是我们灵魂和肉体的双向选择，解除病症同样需要我们从心灵上有所感悟。

在西方，人们生病了，先是看医生，医生治不了了就求教于哲学、心理学，一切都不行了就去求助宗教。而在中国，只要找到一个好的中医就行了。因为，中国医学最可贵之处就是：它涉及全方位的拯救，宇宙的大天对应着身体的小天，天地之神不可见，人体里的五脏神明却是真实不虚的，所以佛道两家都宣称"即身成佛"，当下觉悟才是生命的真谛。

第三，身体的虚弱是积劳成疾，身体的健壮是积精累气。所以，我们把自己的身体全部交代给医生是一种人性的软弱，是对自己不负责任的态度。每个生命里都蕴涵着自愈的能力，这种能力源于我们心灵的自信、乐观和觉悟。老天给了我们那么多，给了我们身体、父母、家庭、儿女，还给了我们粮食、书籍和友情，我们怎能轻易地放弃自己。

所以我这几年的工作，无论是讲《黄帝内经》，还是依照着《黄帝内经》讲"从头到脚"，无非都是想告诉大家，人首先要对自己的身体有一个深刻的认知，虽然不一定要明医理、明药理，但一定要明生活，明情理。只有摆脱了对生命的无知，我们才能有一种全新的生活，明白生老病死无非都是生命的常态，我们才能不过于执拗；明白百病由心生、百病生于气，我们才能从根本上改变我们目前虚弱的状态，从而变得坚强有力。说到底，中医的伟大在于它掌握了人性核心的东西，无论贤愚，人的脏腑都是一样的。人人都有本性（脏腑就是本性），而习性、人的起心动念等使人相远，使人遭遇不同疾病的折磨。所以，人不必一不舒服就向外求药，要先想想自己的生活方式是否有不对的地方，能够改变习性，才是健康的关键。

中国的学问全是向内求的学问，比如：佛学为内明、道学称内景内丹、医学为内经、儒学称内业、武学提倡内功。这些学问全要求我们有悟性。这跟所学专业、出身等没有什么必然联系。一个大字不识的人也有可能因机缘而开悟，比如六祖慧能，这恐怕就是佛说的"人人皆有佛性"的问题吧。而中医尤其重在领悟，领悟的要点是关联，即把天地万物、生理心理、人类情感等都能关联在一起。学习传统医学，不仅可以了解关于人身体的问题，在个体修炼上更可以勇猛精进，而且在世间可以用来布施慈悲。只要我们努力，只要我们坚守信念，永不放弃，大千世界自然会把真理向我们呈现。

说这些无非是因为目前我们的生活、疾病的痛苦等都处在现行的医疗条件所不能完全满足的境地，这使得我们的老百姓不得不靠自己的努力来试图解决一些问题，这未尝不是一个好的诉求和宏愿。当中国古老的经络图挂在每一个中国人的家里的时候，这何尝不是中华文明的复兴?! 千百年来，中医如同流在我们中国人血液里的东西，唤醒它，就如同唤醒了我们最原始、最广袤的记忆。所以，当走到广大的民众中，看到有那么多的人关注传统医学，在学习传统医学，我内心真的非常感动，我真的为这个伟大的民族感到骄傲，当人们从冷酷无情的金钱世界转身，当我们每个人都努力内求的时候，世界将变得多么美好。

世上还有很多谬误，人生还有很多无奈，但如果我们的心灵有天堂般的阳光，我们就是天使；如果我们的心灵如病痛、如地狱般晦暗，我们就是受难者和魔鬼。所以，人要想活得好，关键在心态，其实每一分钟，我们的心灵都在六道中轮回，如何让一切美好持续，如何改掉坏的习性，就是我们一生的追求和目的。

讲《从头到脚说健康》无非是一种方便法门，是抛砖引玉，是多少年苦心孤诣学习的一次总结，是一次分享，献给所有辛勤的父母，所有亲人，所有热爱生命的同修者……

曲黎敏

戊子年小满写于山东万紫园

目录

第二章　五官

第六章 胸腔

引子　人为什么会生病

人为什么会生病呢？自古中医就对这个最本质的问题有精辟阐述。

《左传》——病由鬼、食、蛊所致

《左传》记载着两个非常有名的医家故事，一个医家叫医缓，一个医家叫医和。在说到人为什么会得病这个问题时，医和认为，人得病的原因有三：一因鬼而得病（鬼病），二因食而得病（食病），三因蛊（gǔ）而得病（蛊症）。

所谓的鬼病，指的并不是鬼神之意，而是因果，从因果上说，人有什么样的不良生活状态、什么样的不良习性，就会引发什么样的疾病。

因食而得病，顾名思义就是饮食不当、不节引发疾病。

还有一个是蛊症，就是被迷惑之病。《左传》里讲一个国王得了一种病，当时医和就说，这是蛊症，因为你太过分地接近女色、纵欲过度所致。国王反问："难道就不能接近女人了吗？"医和谈了一个很深的道理，他说不是不能接近女人，而是要分时间和地点。女子为阴物，跟女子在一起的时候一定要在晚上，而且应该是晚上七点到九点，这个时候阳气将尽，阴气正盛，所以男女在一起可以"采阴补阳"，对养生有好处。从社会学上讲，"淫"会损伤人的肉体和灵魂，所以我们民间常说的"万恶淫为首"是有一定道理的。

《黄帝内经》——病"或生于阴，或生于阳"

《黄帝内经》这部经典的医书也对人为何得病进行了归纳。《黄帝内经》认为："夫邪之生也，或生于阴，或生于阳，其生于阳者，得之风雨寒暑；其生于阴者，得之饮食居处，阴阳喜怒。"意思就是人得病就两种原因，要么得于"阴"，要么得于"阳"。

得之于阳中的"阳"指的是风雨寒暑，也就是说天地间的不正常的气候会造成人的疾病。如果天气原本邪气盛，你的身体此时又正值虚弱，就会得病。

2003年"非典"疫情蔓延，得病的大多为壮年之人，而老人和孩子患病的却很少，这很能说明问题，就是现在的壮年人日常生活大多不规律，饮食起居混乱；而老人和孩子却多是生活有序。《黄帝内经》里讲，"冬不养藏，春必病温"，就是冬天藏精藏得不够，也没有养好的话，到了春天的时候，流行病就一定会找上你。

《黄帝内经》中提到的这种得于阳的病是外感，是天地自然变化所造成的病。如果我们平素注意养护好身体的话，这种外感之病是可以避免的。总之，我们来谈养生，就是要遵循春生、夏长、秋收、冬藏的道理。

《黄帝内经》提到的人得病的另外一种原因就是得于阴者。所谓"阴"是什么呢？就是三点："饮食无节""起居无常""喜怒无常"。

◆ 饮食法地道

《黄帝内经》认为：饮食应该法地道。"地道"就是节气。"法地道"就是人的饮食应遵循节气变化。人吃东西要按节气规律去吃，吃应季食品，这样才是最合理的养生之道。比如，随着科学技术的发展，现在我们冬天也可以吃到美味的西瓜，可西瓜性寒，按节气规律应该在夏季享用，以中和暑热，平衡阴阳；而在冬季食用，寒上加寒，就会对人体造成伤害，就不是传统文化提倡的法地道。现代生活中这种不法地道的情况比比皆是，应该引起我们的注意。

◆居处法天道

所谓"天道"，就是日升月落，也就是昼夜。居处应法天道，是说天亮了人就应该起床，人自身的阳气和天地的阳气一起生发，如果老睡懒觉的话，人就会没精神。天黑了人就应该睡觉，使阳气得以潜藏，用阴气来养阳气。这就是居处法天道，要求我们遵循着阴阳四季和昼夜寒暑来合理地安排个人的起居生活。

我们现在长期生活在钢筋水泥的城市中，居住的房子犹如悬在半空中的"鸽子笼"，常年与空调相伴，这样我们就很容易得居处病（空调病）。很多人在周末度假的时候都会去郊区的平房或者四合院里住上两天，觉得很舒服，原因就是在这样的环境中，人可以接近地气，打开窗户就可以呼吸清新的空气，推开门就可以走到院子里晒晒太阳，这都是一种顺应自然、顺应天道的有益行为。

◆制喜制怒

喜怒无常、情绪不稳定，也会造成很多疾病。一个人的情绪波动不能太大，中医讲：过喜则伤心，过恐则伤肾，过怒则伤肝。所以大的情绪波动就会造成人体内五脏六腑的损伤，导致人生病。

《伤寒论》——病为"经络受邪，壅塞不通，外伤所致"

到了汉代时，中国出现了一本更加奇特的医书——《伤寒论》。《伤寒论》把生病的原因归纳为三条：经络受邪，壅塞不通和外伤。

经络受邪会造成脏腑的损伤，导致人生病。人体经脉不通畅，会形成四肢九窍的血脉壅塞不通，人体内就会产生病变。外伤就是一些外因所致，像房事、刀伤、虫兽所伤等。

现代中医——病由六淫所致

现代中医将人生病的原因归为六淫。这里的"淫"不是淫欲，而是过度的意思。六淫就是六种过度的因素。

第一淫是疫疠。疫疠就是前面《黄帝内经》中谈到的"阳"的问题，也就是天地自然中的风雨寒暑对人体造成伤害所导致的疾病。

第二淫是七情，也就是我们先前所说的情欲、情志过度会使人得病。

第三淫是饮食、劳逸。饮食不当，如暴饮暴食就会导致疾病。劳逸分过劳和过逸两个方面。过劳会对人体造成损害，这个不必多言。那么过逸呢？难道安逸的生活也是造成人生病的原因吗？实际上，现代人得病跟这个"逸"字有着相当大的关系。很多人都认为，我们现在吃得非常有营养，居住环境也挺好，元气就应该很足，就不该生病。其实中国传统文化中很重要的一点就是，人如果老不运动的话，就会损耗元气。因为人吃下的这些有营养的物质在脾胃消化后，一般会分成三部分去输布：一是会把最好的营养成分输送给心和肺；二是支持脏腑运动；再有一部分就是补充到肌肉、腠理当中。如果人老不运动的话，皮肤腠理的开泄功能就会削弱，造成皮肤腠理或者经脉的不通畅，这些营养物质不能宣泄出去则形成湿滞，人体会多调一份元气上来化湿气，也就是在逐渐损伤元气，元气不足就会导致人生病。所以人的生活过度安逸也会造成疾病。

第四淫指外伤，这个很好理解，就不再赘述。

第五淫是痰饮。中医里有个很特殊的词叫作痰饮。中医认为"鱼生火，肉生痰"。痰就是湿气的凝聚，如果湿气凝聚起来老不能被运化的话，就会造成血液黏稠、经脉不通畅，甚至血栓等情况。那么，中医里边的饮是指什么呢？饮就是水饮，水宣泄不出去的话就会在人体内造成肿胀，比如像脾虚的人会出现虚胖这类症状。痰饮会对人体造成很大的损伤。中医里讲像精神疾病，很大程度上也是由于痰饮闭塞所致。

第六淫是瘀血。像癌症就可以被认为是一种重度的血瘀之病。我们体内的一些瘀血不能化解的话，就会造成很多的病变，损害健康。

笔者——病由情志不遂、饮食不规律、缺乏运动和滥服药所致

笔者认为现代人得病大多跟以下四个原因有关：

◆ 情志不遂

现代社会竞争激烈，人们经常处于一种紧张压抑的生活状态中，很容易造成身体内的瘀血。中医认为，人的疾病跟气血相关，气血不畅就会得病。比如现在的妇女很容易患乳腺或者子宫的疾病，从中医角度讲，这就是情志不遂所致。如果经常情绪不舒畅，气老壅在上面，那么她的乳腺就很可能会出现问题。患乳腺疾病的女性，性格多偏于暴躁，心高气傲，脾气偏大。另一种情形是性格偏郁闷，经常不开心，火发不出去，气血下行，聚集在子宫内形成凝滞，最终引发子宫肌瘤一类的疾病。

◆ 饮食不规律

暴饮暴食、胡吃海塞，因饮食不规律而引发疾病。自古以来，中医十分注重饮食养生，"早晨一定要吃好，中午一定要吃饱，晚上一

定要吃少"。但现实生活中，人们却很难做到这一点，工作节奏快、压力大，晚餐当正餐，吃完饭后又不运动，于是带来一系列疾病。饮食不规律，吃撑着了，就会伤脾；一会儿饥，一会儿饱，让人的脾胃没法儿适应，就会得胰腺病或糖尿病。

◆ 缺乏运动

多运动可以把我们身体内的湿气化掉，是保持健康的一个很重要的方法。现在我们生活富足了，很多人说自己挺注意锻炼的，经常到健身房的跑步机上跑步。从中医的角度来讲，在跑步机上跑步是有问题的：首先跑步机会消减掉很多脚上的作用力；第二个问题出在我们所穿的运动鞋上。现在的运动鞋是根据脚的承受力来设计的，相对符合脚的生理科学，甚至为了让脚更舒服，让人弹跳得更高，还加了气垫；但从另一个角度上说，现代的运动鞋大大削弱了人脚对大地的感知，感觉越来越麻木。

现在很多公园都设有小石子铺的路，很多老年人喜欢光着脚去踩，这就是很好的养生锻炼。我们脚上有大量的穴位，这些穴位对应着人体的五脏六腑，经常疏通它们大有好处。运动也有一个得法不得法的问题，所以建议以后大家锻炼还是多在户外，在室外跑步，鞋也没有必要穿特别高档的，多让你的脚接触地面。记住，在健身房里锻炼的不是经脉，而是肌肉，这是两个完全不同的概念。所以，我们平时既要多运动，同时也要注意运动要得法。

在跑步机上跑和在户外跑效果截然不同。在户外跑步锻炼的是膀胱经。俗话说：人老腿先老。其实首先老的就是膀胱经。膀胱经对人体来讲非常重要，它起于睛明穴，沿人体后部走到我们的最小脚趾的外侧，人体整个后背、腿后部的问题，都是由膀胱经来决定的。膀胱经在中医中称之为足太阳膀胱经，如果膀胱经通畅的话，人的气化功能就好，很多病都可以解决。从中医的角度来讲，跑步、登山还有做爱都可以锻炼人体的膀胱经。这是因为当你的脚使劲往后蹬的时候，

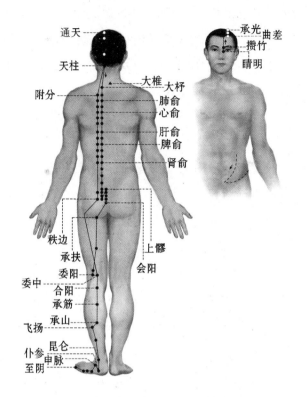

通天
天柱
附分
秩边
承扶
委中
飞扬
仆参
至阴
申脉
昆仑
承山
承筋
合阳
委阳
会阳
上髎
肾俞
脾俞
肝俞
心俞
肺俞
大杼
大椎
承光 曲差
攒竹
睛明

足太阳膀胱经示意图

抻拉了整个人体后边的经脉，膀胱经就可得到充分的锻炼。如果你没时间出去跑步的话，可以在晚上睡觉时躺在床上使劲地蹬腿，蹬脚后跟，也能使膀胱经得到锻炼。

很多妇女肩背疼，就是跟性压抑有关，由此造成膀胱经的不通畅而致病。所以，治疗这个病，要么这些妇女的老公们多尽尽做丈夫的义务，要么就带夫人经常去爬爬山，跑跑步。

◆ 滥服药

现在人只要一不舒服就会找药吃，加上广告的作用，人们动不动就大把大把地吃药，而忽视了人体的自愈能力，造成了许多药源性疾病，而吃错药和过度服药也是造成出现各种稀奇古怪疾病的原因之一。

上面分析了这么多种人生病的原因，我归纳为一句话，"现在很多人并不是死于疾病，而是死于不运动和不健康的生活方式"。道教养生用灯油打过一个比喻：人身所藏之精，譬如油；人身之气，譬如火；其光亮，譬如神。油量足则火盛，火盛则亮度大；反之，则油干火熄而光灭。所以，人身精满则气旺，气旺则神全。如果贪欲不止，则精竭气散而神亡。

把健康寄托给医生是软弱的，真正的健康源于自我对本性的觉悟。上面我们了解了人为什么会生病，导致生病的原因，下一步就要懂得该如何去爱护自己，如何更加健康地生活。那么我们现在就开始从头到脚地梳理一下人体的经脉、穴位和养生保健方法。从哪里开始呢？当然是从头开始。

扫码观看视频第一讲：

病从何来

第一章　头部

第一节 头 发

头发的功能

◆ 保暖与散热

头发有什么用呢？一是可以保暖，二是可以散热。散热的功能容易被我们忽略了，其实头一直被我们视为整个身体中被认为最阳的部分，即它的阳气最足，所以需要头发来散热。

◆ 没有规矩，不成方圆

我们来看一张汉代的画像——伏羲女娲人首蛇身交尾图。这张图非常有趣，充分展示了中国传统文化的博大精深和礼仪规范。

为什么伏羲女娲交尾图是"人首蛇身"？我们都知道埃及有"狮身人面像"，底下是狮身，上面也是人首。"人首"实际上就代表着人的理性层面，因为人是有理智的，有思维的，有头脑的。思维、理性是人性的一种表现。而蛇身则代表本能的层面，代表人还没有脱离动物性的一面。这张图非常生动有趣地表现了人的双面性，人既有人性的一面，也有动物性的一面。

为什么他们的头发看上去很"规矩"？因为中国传统文化讲究人是不能赤身裸体的，这是礼貌的问题，我们尽量用服饰来遮盖身体，同时我们的文明程度要在头发上表现。所以在头发上做足了功夫。

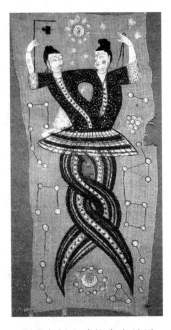

伏羲女娲人首蛇身交尾图

我们再来看一下这张图中伏羲和女娲手中分别拿了什么。左边是伏羲，他手中拿的是"矩"，规矩的"矩"。右边女娲手中拿的是"规"。这是中国古代最重要的两件绘图工具，叫"没有规矩，不成方圆"（一个用来画方形，一个用来画圆形）。男人为什么要拿矩？因为男人要行"方正之道"，男人只要行方正之道，就不会生病。女人要拿规，行"圆融之道"。女人一定要圆融，越圆融越可以自我保护。

我们顺带看一下中国古代的钱币，钱币的形状上就告诉了我们什么叫"钱道"：用钱之道外要圆融，内要方正。人的内心要方正，不可以歪着、斜着，这就是钱道。古代人在制作钱币这么一个小问题上，都要守"外圆内方"之道，可见中国文化在每一个小细节上都很注意人性的规范。

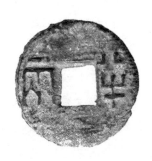

古代钱币

1953年，现代科学家发现了生物的一种基本遗传物质——脱氧核糖核酸的分子，这一化生万物的基本遗传物质的结构是一种双螺旋的结构形式，而这种双螺旋的结构形式竟然与人类始祖形象——"伏羲女娲人首蛇身交尾图"非常相似。这是一个世界之谜。

◆ 及笄（jī）和冠礼

在古代，男子满20岁要行冠礼，女子满14岁要行及笄之礼，就是通过发式的改变来标示一个成熟阶段的到来。

古人认为女子到14岁的时候会来月经，从来月经的那一天起就标志着女孩儿成长为女人，这一天为女性生命的真正开始。从这时起女孩儿就不再留刘海，而要把头发盘起来，这就说明她已成人了，具有生育能力了，媒婆一看就知道可以给这个姑娘定亲了。

女性成人多久可以通过"数齿"来计算，"数齿"不是数牙齿的意思，而是数头上的簪子数。来月经的第一年是插一根簪子，第二年是插两根簪子，第三年则是插一把小梳子、三根齿，等头上密密麻麻的全是簪子、齿子的时候，就说明这是老姑娘了，该"开花结果"了。

男子在20岁的那一年会集体行冠礼，就是把头发梳上去，并插一根簪子，头上还要戴个冠，就是帽子。所以这就是古代文字中丈夫的"夫"字。而古人认为，男子20岁时虽已成年，但还体弱、单薄，不可以过性生活，所以叫"弱冠"。

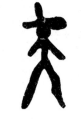

"夫"字甲骨文

行冠礼和及笄礼的时候，都是要把头发梳理起来，梳理头发就代表人由感性向理性的迈进，其内涵之意是，你已经长大成人了，要开始约束自己了，不能再像小孩子那样任性胡为了。

◆ 经典励志发型——"削平四夷，定鼎中原"

传统文化中，头发代表一种礼仪，是礼貌、文明的象征。在刑法刚刚设立的时候，髡（kūn）刑是最严厉的刑罚之一，就是剃光犯人的头发。古语云：身体发肤受之父母，不可损伤。剃光犯人的头发，就是警戒和提醒犯人，你是一个不行孝道的人，现在头发没了，在牢里好好待着思过，改正了错误，长出了头发，才能重获自由。

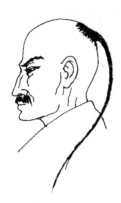
清朝人的发型

我们还经常可以看到很多比较情绪化的人在自我惩罚的时候，都喜欢剃头。越王勾践被吴王夫差打败后，就采取了剃光头发和文身等一系列极端的行为来惩罚自己，他通过对肉体的摧残，达到精神能量的提升，激励自己卧薪尝胆、励精图治，最后，他打败了夫差，一雪前耻。很多人说这不是自虐吗？的确就是自虐，但达到目的了。有的女性朋友说，老公很长时间都不看我一眼了，那给你出个好主意，去理发店理个特别古怪的发型，你老公一定立刻就注意到你了。道理很简单，头发是人体最重要的标志，一改变就马上引人注目。要是你郁闷了也一样，可以去理发店理发，理完发心情就会好很多。

还有一个我们都知道的励志发型，就是清朝人的发型，它是把四周的头发都剃光，只留中间一点点，然后梳一根大辫子。这是什么含义呢？其实这就代表着清朝人的一种志向，叫作"削平四夷，定鼎中原"。就是把四周的敌人全都打败，雄霸中原。这是一种典型的通过发型来表达志向的方式，所以清朝人的发型堪称经典励志发型。

现代西方曾出现过一批所谓"现代派"的人，专门把两边的头发剃光，中间留一绺，他们觉得这样的发式很酷，招摇过市。其实这样的发型自古就有，中国原来"萨满"的发型、大巫师的发型、浪荡子弟的发型都这样，因为这个发型的外在表现最飞扬跋扈、最霸道、最嚣张。孔子有个非常有名的弟子叫子路，子路在拜孔子为师前也是这种发型，生怕人不知道他是地痞。后来孔子一顿拳脚降伏了子路，才使其改邪归正，建立了千古功名。

今天，我们坊间流传着一种说法，就是正月不理发，直到"二月二，龙抬头"时才理发，号称正月理发死舅舅，搞得理发店在正月里生意极其萧条。其实这是一种典型的误传，完全是口耳相传发错了音。"二月二，龙抬头"时理发原意是古人认为二月二之前不剃头是为了"思旧",就是我们在这一段时间不理发是为了怀念过去一年中的种种经历,这仅仅是一种情感上的表达。结果传着传着"思旧"慢慢地就变成了"死舅舅"。所以大家都不去理发,都怕家里的舅舅死了。

我们中国人管原配夫妻叫"结发夫妻",缘由何在?这缘起于古代男女结婚的仪式,双方在喝交杯酒之前要各剪一缕头发,挽在一起,表示"永结同心"。这么做的含义是什么呢?首先,头发在古人心目中相当重要,头发代表着文明社会的礼仪风范,所以那时人一生也不会轻易地剪头发,除非有特别重大的事情。结婚算是人一生当中最重要的一件事,所以要剪一缕头发表示婚姻的重要性和荣辱与共。此外,头发是肾之精华,心之血余,从生理上讲,男女的第一次结合就是精血的结合,所以把双方剪下的头发挽在一起就象征着血脉相融。再有就是头发是人体当中永不腐烂的东西,是一种关于爱情永恒、白头到老的美好期望。

头发的疾病

◆ 发白与脱发

中医认为,头发跟人体内两条经脉的气血最为相关,即肾气和肝血。故有发为肾之华,发为血之余之说。

头发黑不黑、是否润泽跟肾气相关。发为肾之华,就是说头发是肾的花朵,是肾的外现。肾又是主黑色(见五脏与五行、五色对应关系表),所以头发是否乌黑靓丽,实际上跟肾的好坏密切相关。头发是否滋润也跟肾有很大的关系,因为肾主收敛,如果一个人肾气的收敛能力特别强的话,头发就滋润,还不容易脱发。反之,如果肾虚的话,肾精收藏的力量不够,就容易脱发。

五脏与五行、五色对应关系表

五脏	肺	肝	肾	心	脾
五行	金	木	水	火	土
五色	白	青	黑	赤	黄

头发的生长速度跟肝血相关，因为肝主生发。头发还有一个别名，叫作血余，即发为血之余。所以肝血不足，头发就会变白和干枯，并最终导致脱发。

中国古代有一味药就叫血余，血余是一味很好的止血良药。这里我提供一个很方便的急救止血的小方法。比如我们带小孩子出去玩儿的时候，如果孩子不小心把头磕破了，在没有急救药品的情况下，可以先用清水把伤口清洗好，然后再把伤口周边的头发剪下来，拿打火机点着，烧成炭状，糊在伤口上，就可以达到止血的目的。

秃顶是一种典型的脱发疾病。俄罗斯的女性比较喜欢嫁给秃顶的男人，因为她们发现秃顶的男性普遍性欲比较旺盛，原因何在？其实从中医的理论上来讲，秃顶属于肾气发散过度，肾气的过度耗散就意味着人的性欲会比较强。

有的人掉头发只掉头顶的，这一是与前面提到的肝血有关，二是跟脾胃有关。这种人在平时的生活中无端思虑过多，而且常想些没有用的，用中医的话来说，"思则气结"，人想得多了就会把气机结住，这叫作"思伤脾"，同时还会伤血，于是就造成了头顶掉发。

《黄帝内经》里讲，女子到了35岁的时候，额头就会出现白发，这是因为此时的女性胃脉开始衰落。胃脉走前额，所以女性这时还容易长抬头纹和鱼尾纹。男子的头部除了头发外还有胡须，那么就有个很有趣的现象，就是有的男人是胡子白了，头发没白；有的却是头发白了，胡子没白。那么这是什么原因造成的呢？

男人长胡须是由冲脉所主。冲脉起于会阴，对于男子来说，联系的是两个睾丸；对于女子来说，联系的是卵巢。冲脉沿着人体正中线任脉的两边慢慢上来，对于女子来说，女子的阳气不足，所以冲脉就散于胸中，故女子长乳房；对于男子来说，男子阳气足，冲脉不会停留在胸部，而是继续往上走，停留在下巴、嘴唇边、人中这些地方，于是男子在这些地方长胡子。

《黄帝内经》把冲脉归为奇经八脉一类，与十二正经是不一样的一套系统。奇经八脉是元气流溢的系统，十二正经是我们人体正常的生理系统。所以头发和胡须，恰恰是表明了我们人体两个方面的一个问题。肾虚就会头发白，任脉、督脉、冲脉虚的话就会胡子变白。如果人头发白胡须不白，说明你肾虚，但任脉、督脉和冲脉不虚；如果人头发不白胡子白，说明肾没有虚，任脉、督脉和冲脉虚。

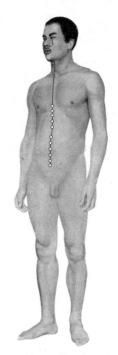

冲脉示意图

男人的胡须长得也很不一样，通过胡须的样子可以看出一些性格特点。比如张飞的胡须呈张开状，这种炸开长的胡须都属于生发过度之象，气太冲了，像这种人性格比较粗犷、豪放，理性不足，比较情

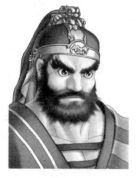

张飞的胡须

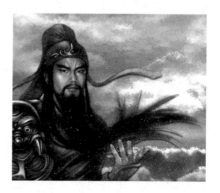

关羽的胡须

绪化。关公号称为美髯公，胡须很长很漂亮，这种人先天元气很足，气血非常足，性格特点是比较柔顺，比较忠厚，特别地义气、善良，不会过度地争强好胜，比较可靠。《黄帝内经》里还提过一种天生不长胡须的人，叫作天宦，这种人的气没冲到脸上来，说明他收敛的功夫特别强，这种人的性格特点是心计比较多，比较老谋深算，什么东西都藏得比较深。

◆ 头皮屑

现在我们很多人都被头皮屑的问题所困扰，使用了很多种去屑洗发液仍不见本质性的好转。从中医的角度来说，阴盛阳虚所以导致头皮屑的问题。就是肾精敛不住虚火，虚火上炎，总在上面飘着，时间一长，头皮上的精血慢慢变少了，于是头皮得不到滋润，产生了头皮屑。

◆ 出头油

还有很多人头油特别多，总是呼呼地出油，这是什么原因呢？其实这是脾输布太过的缘故。人的脾是输布四方的，如果脾气输布太过（按五行的说法叫作土不生金，人的脾为土，肺为金，而肺气是主肃降的），肺气往下降的功能就会不够，人体的油脂就往上面飘，导致头部总出油。所以，头油过多实际上是脾和肺两脏的病。

◆ 斑秃

斑秃俗称鬼剃头，就是突然哗哗地掉头发，导致头部的某一块地方不长头发。斑秃实际上跟我们的情志有很大关系。如果过度焦虑，或者生一口大气的话，心结不开，就有可能造成斑秃。

头发的养护与保健

前面说了不少头发的问题，那么在日常生活中，我们老百姓该如何对头发进行护理和保健，又该避免哪些常犯的错误呢？

◆给生活减压

自古我们的头发就有一个别称，叫作烦恼丝，就是说头发的病都跟烦恼有关。佛教认为人的身心被贪欲所困扰，就会产生烦恼。烦恼的"烦"字为"火"字边加一个"页"。"页"在古代读作"xié"，凡是从"页"部的字都是跟头有关。那么一个"火"字加一个"页"字组合在一起，意思就是指人的虚火上炎，老在头上飘着，生出烦恼。

烦恼可导致多种疾病，头部的尤其多，所以我们要想做头发和头部的养护和保健，首先就要祛除烦恼。

自古中国有君子和小人的评判问题。君子讲究向内追求，不会向外攀比；那么，小人正相反，重身外之事，就会产生攀比之心，有了攀比心，人就会有烦恼。所以，传统文化历来主张人要做君子或淑女，就是教人把心收回来，把心态摆好，这样就会减少烦恼，修身养性。具体到方法，古人讲究从小就去学琴棋书画，这些技能是解决我们心灵之痛的一剂良方，可以让人生的境界得以提升。进，可为天下苍生服务，树立功德；退，可对自己的身体有一个很好的养护，使人少生烦恼，少得疾病。

现代人太重科技，而轻文化，这就容易产生烦恼。那么我们要学会给自己的生活减压，让生活简单一些，使自己成为一个乐观向上的人，这样我们的免疫系统就会十分强大，疾病就无从入体，自己还可以得到一头乌黑浓密的靓发，何乐而不为呢！

◆做头部按摩

我们日常要多梳头。梳头也有讲究，不能用太密的梳子去梳，选择粗一点的，而且最好是木梳。在没有梳子的情况下，用手梳头也可以。

梳头就是头部的按摩，那么按摩就有按摩的规则，不能乱来。头部按摩法一定要先从前额开始，从足阳明胃经走到足少阳胆经，然后再走到后边的足太阳膀胱经。我们可以采取五指梳的方法，就是用五根手指按上面的规则在头上捋，捋的时候手要稍微重一点，通过指尖来按摩头皮，这对头发的养护非常有好处。

◆ 春天散发，睡觉散头卧

在春天的时候，我们不要约束头发，比如不要梳马尾辫，一定要把头发散开，这样才能提起头发的生机，让它的生发之机起来。再有，睡觉的时候要注意，要散头卧，就是把头发披散开来，不要把头发再梳紧，这也是一种对头发的很好的养护方法。

◆ 不湿卧

现在很多人越来越不注意的一点是湿卧，洗完头发或洗完澡没有把头发弄干就马上去睡觉。这很容易引发一系列的疾病，比如说头痛、眩晕、两眼发花，乃至脱发、脸也发黑，甚至会造成齿痛或耳聋等疾病，有时还会头上生白屑。所以，要特别注意湿卧的问题，洗完头以后不要马上睡觉，一定要等头发干了再睡。再有，不要常用吹风机吹干头发，那样会造成头发的干燥，最好让它自然晾干。

扫码观看视频
第二讲：头发

第二节　头部经脉循行

头上的经脉

　　首先是督脉。督脉位于人体后部的正中线，它是人体阳气最足的一条气脉。督脉上行于头顶的百会穴（百会穴的位置可以按如下的方法找到：将我们的两耳挝过来，顺着两只耳尖向上走，在头顶的交会处为百会穴），下至会阴。当年扁鹊救治虢（guó）太子的时候，虢太子因气机被憋而"死"，扁鹊一针下去，虢太子立刻被救活，扎的就是百会穴。如果我们平时觉得脑子想事想不清楚的时候，可以按压百会穴，就可达到提神醒脑的目的。开个玩笑，要是你打牌打了一夜，特别迷糊了想睡觉，可牌局的其他人都不让你撤，你如果会扎针的话，就可沿着百会穴的四个边，横着在头皮的地方刺一针。正好是四个方向，也叫"四神聪"，针一扎下去，就能够直接调神、调元气上来，人马上就清醒了，就可以继续"战斗"下去，这是赢牌"秘籍"。

　　百会穴是人体督脉、肝经、膀胱经相合的穴位，所以说百会穴就是人体的一个诸阳之会，意为人体所有的阳气全都汇聚在这里。人的膀胱经起于"睛明穴"，它偏于人体正中线的督脉一点。胆经又偏于

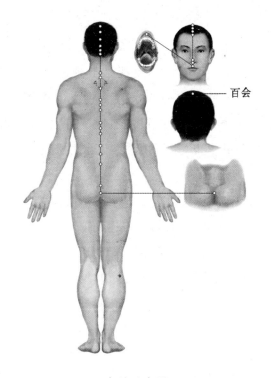

百会

督脉示意图

膀胱经一点，偏头痛就属于胆经的问题。

前额，从眉棱骨这部分走下来的是胃经，前额疼都是胃经的病，属于湿气过重引起的病。

最严重的头痛是"巅顶痛"，就是百会穴这里疼，这跟肝血太虚有关，也跟纵欲过度有关。后脑疼痛就是属于阳虚。

脑

◆ 脑为奇恒之腑

中医里把脑叫作奇恒之腑。古语有：脑、髓、骨、脉、胆、女子胞，此六者，地气之所生也，皆藏于阴而象于地，故藏而不泻，名曰奇恒之腑。

传统医学认为，人的脊髓是先天的，而大脑是后天的，所以有"脑为髓之海"之说。我们常会发现一个现象，就是抱小女孩儿的时候觉得很轻，而即使抱很瘦的小男孩儿，也觉得很沉，这是什么原因呢？其实这就是跟骨头和脊髓有关，小男孩儿沉就沉在骨头上。从这一角度来讲，也可以解释一般男性比较理性、女性偏感性的现象。

道教把人的大脑分为九宫，正中间的叫作"泥丸夫人"。既然起名字叫"夫人"，就是认为脑是阴性的。而《黄帝内经》却认为"脑为诸阳之会"，脑部是所有阳经都汇聚的地方，所以脑为阳。这是中医和道教在认识大脑上的一个不同之处。

◆人为什么要学习？

我们人的大脑有一个先天的特性，就是好学，这就涉及一个问题，人为什么要学习？归根结底，人的学习是为了克服本能，解除烦恼。

我们平时都该学些什么知识，才能使自己的人生有格局，远离烦恼呢？古代的圣人孔子就规定了几点：

首先，一定要学《诗经》。①学习《诗》，可以"兴"；《诗经》中运用了大量"兴"的手法，"兴"可以培养人的想象力；②学习《诗》，可以"观"，"观"指的是洞察天地万物、春夏秋冬四季交替变化的本领，并由此领悟人体内的小宇宙与天地这个大宇宙是如何相合相生的；③学习《诗》，可以"群"，就是要学会合群，懂得如何跟别人相处，建立稳定、长久的关系；④学习《诗》，可以"怨"，"怨"在古代是讽刺的意思，

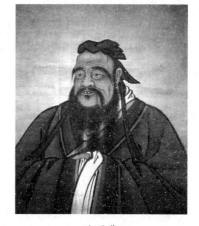

孔子像

"讽"在古代是"暗示"的意思，就是有话不明说，不要让其他人生厌，其实就是人要学会表达自己的情感；⑤学习《诗》，可以"言志"，诗是可以言志的。"志"字在古代的写法为上边是一个"之"字，下面是一个"心"字，"之"代表到了什么地方，"之"加"心"就表示你的心的动向在哪里。所以我们要学会表达自己的志向。

其次，要学《礼》。学《礼》就是要学会对人的感官进行制约和调养。传统医学认为：礼是养人之欲的，就是制约和调养人的欲念。古代认为：五味是用来养口的，人吃的东西是用来养嘴的；芳香用来养鼻；美景文章是用来养目的，自古没有说看美女是养目的，都是美景文章可以养目，可以提高人的情操、情怀；音乐是用来养神的，中医认为，五脏皆有神明，只有音乐可直接作用于神，所以我们要从小培育小孩子的音乐修养。

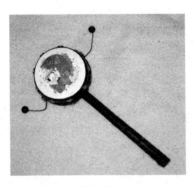

拨浪鼓

在中国传统的庙会上，我们做家长的都喜欢给小孩子买个拨浪鼓玩，可是这个传统的缘由大多数人并不知道。其实鼓是主生发的。古代打仗前，一定要先敲鼓，鼓能振奋士气。等要收兵的时候要鸣金，就是敲击金属物，叫鸣金收兵，因为金是主肃降之气。战事要停，就要偃旗息鼓，鸣金收兵。对于小孩子来讲，如果脾弱的话，就会经常昏昏欲睡，这时其实不用吃药，就用拨浪鼓在孩子身边常摇晃摇晃，就能慢慢地使孩子体内的气机生发起来。这也属于音乐养神的一个方面。

最后还有床第几筵可以养体，就是人要学会休息。就拿房事来说，古人认为适当的房事可以颐养身体。现代很多女性出现肩背痛的情况，不少是由于性压抑造成，实际上房事可以通背部的膀胱经，从而达到养生保健的目的，这一点我们后面在肩背那章还会详细说。

◆入脑的经脉

《黄帝内经·灵枢·大惑论》里讲，五脏六腑之精气，随眼系入于脑。肝开窍于目，所以眼睛是我们五脏六腑神明的外现，是脑力最外散的一个部分。现在社会上有网虫一族，整天盯着电脑，没日没夜地看，实际上是在过度地消耗脑力和眼神。

入脑的经脉共有六条。

第一条为督脉。督脉入于髓海，就是入于脑。

第二条是膀胱经，它从巅顶入络脑，膀胱经是主阳气的，现在有很多人得健忘症，其实健忘症就是阳气虚弱的病，阳气不能随膀胱经入脑，导致人经常丢三落四，遗忘事情。

在我们人体当中，脑、心、肾这三脏是一时一刻都不能缺血的，上脑的主血的经脉就是肝经。肝主藏血，它交巅顶，入络脑。

奇经八脉中的阳跷、阴跷都是入后脑的，后脑主我们人的运动协调性。

胃经也入脑。我们吃的营养物质要通过胃经上输于心、肺，同时也要上输于脑。胃经也是循目系入络脑的。这也是我们饿得发慌时，头脑就会不清楚的原因。

脑部的保养

了解了入脑的经脉，就让我们明白了要想养护好我们的大脑，就需要好好吃饭，好好养血，好好养阳气，这样就会精力充沛，思维敏锐。

◆道教三丹田学说

道教有一个三丹田学说。道家认为脑部为上丹田，是精髓的聚集处；心为中丹田，是神能的聚集处；少腹（小腹）为下丹田，是精气的聚集处。"田"为何意？中国是个农业文明古国，对土地的认识很深刻，认为田是可以耕耘播种的，就是种下了种子就能生长发芽的地方。那么三丹田就是可以生发出精、气、神的地方。精是生于下丹田，气是生于中丹田，神是生于上丹田；而中丹田还是精、气、神三个能量转换之所。

道教非常重视三丹田，尤其重视上丹田脑部的保养。现在我们都讲延年益寿，可是如果得了老年痴呆，活得再久又有什么意思呢？道教养生术认为真正的长寿是"长生久视"，就是眼睛要特别的好，头脑特别清楚。用现代话讲，就是长寿要有质量。道教养脑的方法就是练静坐，通过练习静坐，让心神安定。现代医学发现，心神安定时人的脑电波非常的稳定且有节律；此外，静坐还可以减少能量消耗，降低乳酸浓度，使人减少疲劳。所以我们应该每天静坐十分钟，来让自己心神安定，养护大脑。而静坐时，最好双手合十在胸前，掌根正对膻中穴一拳距离，掌尖向外倾斜30度，两眼低垂敛神，这样做收心、静心很有效果。其实我们在拜庙时，或在老师面前时都应该这样做。当这个动作做好了，心就澄静安定了。

◆ 锻炼大脑从动手开始

如何锻炼大脑呢？真正的秘密在于动手。俗话说心灵手巧，锻炼手的灵活性是锻炼大脑的最好方法。自古以来，中国人就明白这个道理，练习书法、绘画、弹琴、打算盘，甚至包括老人手里玩的核桃等，都是在通过锻炼手来达到锻炼脑的目的。而且这些运动还是一种让大脑、身体乃至心灵相结合的平衡运动，所以非常之好，我们不该扔了这些传统文化中的瑰宝。

◆ 其他保养事项

日常我们养护大脑有几点重要的原则：①吃饭只吃八分饱，不要吃撑着了，我们老百姓经常骂人的时候说"你满脑子油啊"，其实道理就是吃得太多了，油脂把脑髓都给糊住了，这对脑是有坏处的；②要好好睡觉，睡眠好才能真正地养脑；③要经常让脑做运动，就是要勤思考，这里所说的思考有个原则，就是要动脑不动心，让心保持安静，这样对大脑非常有好处；④食补要适度，我们很多老百姓一提养生，就爱问，吃什么能补，然后逮到一样东西使劲地吃，吃恶心了才罢休。就拿补脑食品来说，要是说吃核桃一类的坚果有好处，恨不能砍光二亩核桃园来吃，这样做就太过了，吃任何东西都要适度，过则有害，所以食补也要注意控制量的问题。

扫码观看视频
第三讲：脑

第三节　头部疾病

头痛

　　头部的疾病首推头痛。头痛是困扰很多人的一个顽疾。中医里是按经脉来划分各种头痛病的。

　　后头痛属于太阳膀胱头痛，这包括脑后边的头痛，还有整个的颈项痛，会出现发热、恶寒、恶风这些现象。后头痛的初期可以通过一些简单的中药进行治疗，比如脉象如果浮缓的话，可以采用桂枝汤；要是脉紧无汗的话，可以采用麻黄汤。这里不过多地介绍中药的药方，避免老百姓在药性、药理不清的情况下乱用药，造成不必要的伤害。我们有了病还是要去医院咨询一下医生，以便对症下药。

　　前额头痛属于阳明胃经头痛。像前额痛、眉棱骨痛、眼眶发胀等症状，都是胃经头痛。一般来讲，葛根汤之类治胃病的中药对治疗阳明胃经头痛很有效果。这种头痛一般还会伴随恶心等症状，这时要么按摩胃部，要么索性痛快地呕吐一下，同时注意节食，不沾冷饮，会舒服很多。

　　两侧头痛为少阳胆经头痛。症状有眼睛发花，早起口苦等。两侧头痛宜服用小柴胡汤来治疗。如果是左边的偏头痛一般跟肝血不足有关，尤其是经期过后的妇女，就容易因肝血不足出现左边的偏头痛。如果是右边的偏头痛一般跟肺气不降有关。

头痛而重为太阴脾湿头痛。在中医里又叫作头如裹，就像头上裹着一顶湿帽子一样，头重抬不起来。同时还伴有四肢酸疼且体感冷，出现呕吐、饮食不下咽的问题。在过去，我们经常会看到有些脾气挺大的老太太，她们头上会勒一个带子来止痛，这就是她们平时吃得好，又不怎么运动，好多管闲事，体内湿气不化，最终才造成了脾湿头痛。

头痛而咽喉干痛为少阴心肾头痛。会出现小便发红、少气懒言、皮肤干燥等症状。一般可服用黄连阿胶鸡子黄汤来治疗。

头顶痛为厥阴肝经头痛。症状为干呕吐、手指甲和嘴唇发青紫色、四肢冰冷、腹痛等，这种病多与年轻时纵欲过度有关。

还有一种头痛叫血虚头痛，症状是经常不自觉地摇头。治疗这个病会用到当归补血汤。这服药里需要用到黄芪和当归两味药，而黄芪的用量一定要大于当归四到五倍。懂点儿中医知识的人都知道，黄芪是用来补气的，当归是用来补血的。那么既然是血虚头痛，为什么补气的黄芪的用量反而要大于补血的当归呢？这其实就是中医里一个很重要的医理，叫作"气为血之帅"。血需要靠气机往上带，如果气不能够把血带上来的话，就补不了血，达不到治病的疗效。所以有这样一个玄机在里边。

还有一种是瘀血头痛。如果头部内有瘀血的话，就会头痛。进一步严重的话，可能会造成癫痫。主要症状是出现顽固性头痛呕吐。当患者出现喷射状呕吐的话，一定要及时地找医生医治。

头晕

《黄帝内经》"至真要大论篇"中讲："诸风掉眩，皆属于肝。"

头晕的问题主要是跟肝经相关。

这里首先区别一下"晕"跟"眩"的差异。"眩"是"目"字旁加一个"玄","玄"指黑色,所以"眩"就是两眼发黑的意思。而"晕"呢?"晕"字上为"日",下为"车",就是如坐舟车或舟船那样晃的感觉,就不再只是两眼发黑了,而是感到整个地天旋地转。人体的上部、特别是头部,如血虚或是气虚的话,就会出现眩。

前面我们说过,脑子里的问题都跟眼睛密切相关,那么如果你的眼睛突然地出现歧视,就是看东西成了双影的话,就一定要赶快去医院检查一下,看看是否是脑子里出现了问题。有的人还会突然出现双目看不见东西的情况,这在中医里叫作目见鬼物。这多为精神过于疲劳所致,要注意休息。中医里讲眼是心的使者,如果心散了的话,眼神也会散,就会出现歧视、目见鬼物等问题。现在常有孩子上网打游戏上瘾,时间过久的话就容易有这类症状,所以我们玩任何东西都要注意一个适度的问题,做家长的要明白这个道理,教育好孩子。

健忘症

对于脑病,前面提过善忘的问题,就是健忘症。得此病的人表现为经常记不住事情。《黄帝内经》认为是"上气不足,下气有余""肠胃实而心肺虚"所致。就是上面的气虚弱,下面的气够用但上不来,其实就是膀胱经气上不来导致的阳虚证。

高血压

高血压在中医里被认为是一种人体自身功能调节的正常反应。当我们脑部出现血栓这类末梢不通的情况,人体就会通知神经中枢,通过加压的方式把血给泵上来，以解决心脑肾对血液能量的需求问题。高血压的出现是跟人体元气虚弱和脏腑功能衰退密切相关，是在提醒人该注意休息和适当调整了。

从高血压的发病原因上来说，跟肝肾两个脏器的亏损有非常密切的关系。比如：性生活过度会伤肾；郁闷、发怒会伤肝；工作紧张、压力过大也会造成肝肾损伤。那么肝肾损伤为什么会形成高血压呢？当肝和肾的功能开始出现衰退的时候，脾的输布功能减弱，我们的血液中的湿邪就慢慢代谢不掉，就会逐渐导致血液黏稠，血的流速减弱就会出现大脑供血不足，人体自身就会通过加压的方式泵血上来，而肺的肃降功能丧失，脾土又不能生肺金，这样就产生了高血压的问题。

如果人的大脑供血不足，那么就会出现眩晕、反应迟钝、健忘甚至是痴呆等病症。我们的人体调元气上来破这个瘀滞的话，就会导致头痛。我们要注意，长期的高血压再加上顽固性头痛的话，很容易引发中风。

我们平时可以通过观察上下午血压的变化情况来判断身体的健康情况。如果上午的血压比下午的高，说明元气正在衰退，病情正在加重。因为人经过了一夜的休息，上午的血压基本上是正常的，经过一上午的消耗，下午自然需要进行一定的加压，把血泵上去，而泵不上去的话，就说明脏腑功能在衰退，是病情加重的一个表现。如果下午的血压比上午的血压高，属人体自救功能，说明脏腑功能正在恢复当中。

如果出现高压降低而低压增高，差值很接近的话，说明脏腑的运化功能已经衰退，这就比较危险了，要引起我们的高度注意，尽快就医。低压相当于人的元气，是先天的，高压属后天。低压高了，就说明人在调老本、调元气，现在很多中年人一患高血压就是低压高，说明他们透支太多，极需放缓生活节奏和多休息。只要能这样做了，症状就会得到平复。

低血压就属于元气大伤，一般先是肾气亏损，然后心脏搏动无力，再发展下去甚至会出现心跳间歇的问题。

嗜咸会导致高血压和心脏病吗？我们说肝肾两虚会导致高血压，那么肾虚就一定嗜咸，所以是有内在联系的。只是应该颠倒过来说，不是嗜咸会导致高血压，而是高血压的一个表现是嗜咸。对这里面的原理作一个解释：人每天能够活下来是靠每天调一点元气，而调元气的最好的东西莫过于盐了，因为元气藏于肾，而肾为咸味。如果身体正常的话，我们每天的饮食应该很清淡，这样就可以少调元气。当我们突然出现改变口味的情况，比如这一段时间特别喜欢吃咸的、口味重的，或者浓的、辛辣的，这就表明身体功能在衰退。那么人体就需要多调一些元气，于是产生了高血压的问题。而脾虚的人吃什么东西都会觉得没味儿，为了满足脾对味道的需求就会不自觉地加重调料的用量，所以脾肾两虚的话，人就会嗜咸，喜欢吃味道重的东西。

我们平时应该注意观察自己生活和饮食习惯的变化，这些变化其实就是我们身体内一些病变的外在信号，能敏锐地观察、发现这些信号，再懂得一些中医的医理，就可以及早发现和医治很多病症，这对养生保健非常重要。

对高血压的医治我讲几个很简单有效的注意事项：

首先，我们要让自己的情志放松，要注意调整自己的心情；其次，可在平时多做一些深呼吸，深呼吸能加强人体膈肌的运动，对脾非常有好处，同时使得下焦的气（肾精）慢慢足起来；第三，要避免过多的外界干扰，多做一些静思，静思可让人的心神都安静下来，对人体是一种很好的修复；再有，人老了后血压会逐渐地增高，这是人体自救的一个表现，老人要注意的是平时保持心情愉快，不要过多地管闲事，多做运动，多去旅游，少东想西想。注意好这些问题，就可减少高血压的发生概率。

中风、脑出血、脑血栓

◆ 中风

人的脏腑气血亏损，阴阳失调，或招感外邪、忧思恼怒、饮酒饱食、房事不节，都可以引发中风。从中医的角度来讲，中风可分为中经、中腑、中脏和中血脉几个层面。

中经是指人体的肌腠经脉这个层面，它是由脑血栓造成，病在经脉。症状为患者不昏倒，但出现半身不遂、手足麻木、流口水、言语不利等。由于病在表层阶段，只要及时养护，不难医治。

中腑是指病在腑这个层面，是脑出血较轻的病症。患者会猝然昏倒，苏醒后出现半身不遂、口眼歪斜、言语困难、二便失禁等症。

中脏是指病在五脏，它是脑出血最重的病症。患者会猝然昏倒，且有闭证和脱证之分。

中血脉属于胃气大伤，症状主要是口眼歪斜。

◆ 脑出血

就脑出血来说，如果人元气充足，血液就不会黏稠，气能够带着血在人体各处运动，且末梢血管有弹性而不会脆裂，就不会发生脑出血的病。

日常生活中我们会发现，60岁的人生一口大气可能会出现脑出血，可是20岁的人就是生再大的气也不会出现这种病，原因何在？根本的原因就在于元气是否充盈。人年轻的话，元气一般都很充盈，不会得脑出血。

◆ 脑血栓

脑血栓也是人的元气不足，不能推动血液上升到脑部，导致血液流动缓慢甚至停止流动，致使血液凝固在脑部血管末梢，形成血栓。所以治疗脑血栓疏通血管是治标，固摄元气才是治本。脑血栓多发生在秋冬季节，在四季养生里我们经常提到秋冬季节是属收敛收藏的，那么人在春夏老是疏通血管，而元气不培补的话，等到秋冬季节，没什么东西可收敛收藏的，就是精血不足了，血管就更加容易堵。所以这个时节血栓容易发作。轻者为手指尖发麻，重者就会出现脑血栓的问题。

◆中风、脑出血、脑血栓的预防办法

中风、脑出血、脑血栓，我们应该怎么去预防呢？这些病虽然都是发生在头部，但脑的问题主要还是在练习手上。我们的指尖是气血最薄的地方，也是最容易产生堵塞的地方，我们平时只要把指尖这个地方给疏通开，就能减缓头部的一些压力。所以大家可以学会一个功法，就是没事的时候做十个指尖相碰的运动，用力地相碰，这样对人体非常有好处。

还有一个提肛法，可以锻炼我们的肾和脾的功能，间接达到预防中风的目的。我们人体从脑部的百会穴到下体的会阴穴，是一条中轴线，这是我们人体内一条非常重要的无形的线。提肛法有点类似于站桩，就是把会阴给提起来的动作。在古代，这个方法也叫回春术。如果我们每天能够坚持做100次提肛，那么对人体脏腑功能的恢复非常有好处。

平时若家里有人突然出现脑出血的时候，可以采取十宣放血的方法进行急救。十宣放血法就是在十个指尖放血，这个方法可以很快止住脑出血。原理是头部和指尖都属于末梢，头部的压力太大了，通过在手这个末梢的地方放血，把上面的压力宣泄出去。

这里讲个案例：有个人家，家里的老人脑出血昏倒了，然后采取十宣放血，老人很快就苏醒了，但是家里同时还叫了救护车，而救护车这时候已经到楼下，然后老人醒了就不想去医院了，可是听说不去医院也要掏救护车的费用，老人一下子又昏过去了。这种情况是很可怕的，再次昏过去的话，十宣放血也不灵了，任何中风最怕再度复发。那么遇到类似情况怎么办呢？只能在几个手指缝中间去放血试一试，有的时候会有效。

预防中风还要注意节欲，就是不要房事过度，人体很多上边的病，根儿都在底下。

再有就是要少生气。人无法避免生气，更做不到从不生气，但是要学会克制。人要多读书，读圣贤之书，读史使人明鉴，懂得了更多的人生道理，思想觉悟就有了提升，遇事就不会过于较真儿，可以想开很多事，避免因生气造成身体上的损伤。

扫码观看视频第四讲：

高血压、中风

情志病

我们人体内在气血的变化，可以导致情志的异常。在中医里说，"肝气虚则恐，实则怒。心气虚则悲，实则笑不休"。意思就是肝气要是虚的话，人就容易受到惊吓；肝气实，就会发怒。心气虚，就会感到悲痛，心情抑郁；心气实，则人老是笑呵呵的，慢慢地，心神就散了。

"血有余则怒，不足则恐。"就是血输布的能量太盛，则容易发怒；要是血能量不足的话，人会常有恐惧感。

人在气不足的时候，常会出现烦躁的象。中医里对"烦"字的解释我们前面已作过阐述，是肾精不足，导致虚火上炎，所以"烦"就相当于是心病，是心气的问题。

那么"躁"呢？躁是属于虚阳外越的象。"躁"字从"足"字边。在现实生活中，如果一个人的腿没事老抖，这说明他肾精不足，造成虚阳外越，有肾病。民间谚语里面有"男抖穷，女抖富"的说法，意思就是男子如果没事腿老抖的话，这个人就是肾精老敛不住虚火，特别容易发火、烦躁，做事就不理智，很容易失败，所以叫男抖穷。

那么女抖也是因为肾精不足，为什么女抖就成富了呢？这是因为中国的传统文化认为，女人应该是厚德载物，应该整天待在家里坐得住，但肾精不足的女人偏心浮气躁，老爱出门去，或者爱跑到窗户边站着，站着站着就容易搭讪个西门庆那样的大款，导致发生很多故事，她就容易"富"了，其实说的是这样的女人比较轻浮。当然，这里的说法只是开个玩笑，有肾病可不是件好事。

弱智这种病也是属于元气虚弱，精气无力上输于脑，导致人傻傻的。有些小孩子先天弱智，实际上就是先天髓海不足，脑力不够。

现在，我们越来越多的家长会面临一个问题——**小儿多动症**。对于小儿多动症，中医的理解也是由于肾精不足、收敛不住虚火造成的。那么现代大量的小孩子为什么会出现肾精不足的情况呢？这跟不良的日常生活习惯有很大关系，比如说我们现在的小孩子过分地喝冷饮，导致胃寒。所谓寒就是经脉凝聚不通的意思。胃寒继续往下发展就造成了肾寒，这样肾精就越来越不足，虚火就老往上飘。所以有多动症的小孩子注意力不容易集中，这对将来他的学习和工作都会造成很大的问题。所以作为家长，不要溺爱孩子，要让他们从小养成良好的生活习惯，不偏食，尽量避免冷饮，喝水最好就喝白开水。那种从冰箱里拿出来东西直接就喝的习惯，慢慢就会损伤脾胃，小孩子先天脾胃又比较弱，一旦损伤了胃气，将来会产生很多无法弥补的问题。

情志病里边有一个类型，叫作**癫疾**。癫疾的病机属于五脏受邪。《黄帝内经·灵枢·本脏篇》讲："志意和则精神专直，魂魄不散，悔怒不起，五脏不受邪矣。"

小孩子先天性的癫痫问题，主要是由于母亲在怀孕期间受到了大的惊吓所致。母亲的惊吓导致孩子的经气紊乱，五脏也会出现一些病变，形成癫痫。这样的小孩子先天就比较体弱，等到青春期发育的时候，癫痫就会频繁发作。因为青春期一旦发育，精道也就开了，就开始疏泄了，而他本来就先天不足，这时就会更加不足，所以癫痫频繁发作，一般这样的小孩寿命也相对会短。所以，做丈夫的在老婆怀孕期间要悉心照顾，不要让她受到惊吓，否则出了问题，追悔莫及。

这里我要说明一下，癫和狂是两种不同的病。

癫病属于真精不足，所以易生寒痰，痰瘀阻心窍，造成神志不清。得癫病的人一般来说偏安静。

狂症就是狂躁症，属于邪火乘心，神无定主，乱其神明。我们前面说过，五脏都有神明，而狂症的人五脏的神明全都飘出去了，所以人就呈狂乱之象。一般刚刚得狂症的人，开始是不懂得饿的，天天觉得自己特有劲儿，然后就出现自高贤、自辩智、自尊贵的现象，就是总觉得自己是圣人，夸夸其谈，当自己是神佛、大仙的；甚至有的还会登高而歌——一下子蹿到高墙之上去唱歌，更有甚者会弃衣而走（裸奔）；一天到晚感觉腹胀，气机不畅，不断打嗝。有这些象的人要注意了，该去医院看病了。

忧郁症

忧郁症或者叫抑郁症，在中医里把它归为胃经和肾经这两条经脉的病症。

从胃经的角度描述抑郁症的症状非常有趣，叫"病至则恶人与火，闻木声则惕然而惊，心欲动，独闭户塞牖而处"，意思就是说患病者特别不愿意与外界接触，害怕光亮，听到拍桌子的声音都会害怕，成天到晚心慌慌的，回到家就拉上帘子关上门窗，喜欢在昏暗的环境下生活。

肾经所显现出来的忧郁症是怎样的症状呢？叫"目如无所见，心如悬，若饥状，气不足则善恐，心惕惕如人将捕之"。这样的人眼睛发直，没有神。我们都知道，小孩子的哪个部位最美？就是转来转去的眼睛，这是小孩子的心气特别活跃的一个象。如果是因肾经有问题而得抑郁症，眼睛就无神了，心老觉得像悬在半空，突突突地跳。总有饿感，又吃不下，伴有心慌，感觉惊恐，总觉得后面有人追自己。这就是由于肾精不足而造成的心火不敛。

现代社会节奏快，压力大，各种关系复杂，相互之间却越来越封闭。就拿居处的人际关系来说，现在我们生活在都市的钢筋水泥中，邻里老死不相往来，甚至连对门姓甚名谁都不知道。不像原来住在四合院里，这家做了饺子都会给那家送去，邻里和睦、关系融洽。现在是家家一扇防盗门，看人都是通过猫眼，所以人的防备心理越来越重，这都会导致我们的不安全感。再加上各种原因导致的郁闷，所以忧郁症患者越来越多。

抑郁症怎么来医治呢？基本上从胃经或肾经的角度去治疗，就会很有效果。

中医的治疗原则一般都是先生理，后心理。这跟西医很不相同。西方人出现情志类疾病一般都先去找心理医生；而我们不同，中医认为，一定要先解决人的身体问题，身体强壮了，然后五脏的神明才能清晰不乱，情志病才能好转。所以，我们是先调身体，后调心理。

产后抑郁症在目前是个多发病，这是由于现在的家庭一般都只能生育一个或两个孩子，孩子的降生既给家庭带来了希望，同时也带来了负担。家长们挖空心思、绞尽脑汁地琢磨怎么去养育好孩子，教育好孩子。特别是对于母亲，她们面对一个全新的环境，应对新的生命，协调建立起跟这个新生命的新联系，与丈夫的新关系……同时，怀胎十月，她们既觉得自己劳苦功高，又觉得十分的委屈，一身的赘肉与现今社会以瘦为美的审美观点严重冲突，导致精神恐惧，自我否定，情绪波动。此外，怀孕导致的肠、胃的一些病变折磨，脸上出现黄褐斑等，都对个人的自信造成严重打击。再加上月子中操劳过度，睡眠不足等情况，会出现脱肛、子宫下垂等问题。这些都会给妇女带来很大的心理压力，导致产后忧郁症的出现。

对于人来说，只要一有情绪的问题，首先影响的就是胃和肠。比如人一生气，就吃不下饭，接着就会产生便秘等情况。这是因为人一生气的话，胃的蠕动就受到影响，接着肠也受影响，情绪直接影响到人的生理。

人体本身是一个最复杂的结构组织，对疾病的治疗也是个复杂过程，一个从生理到心理的过程。治疗忧郁症也是如此。对于这个病，中医的方法是先治身体，后治心理。那么治疗身体首先是要破胃和肾的寒邪，然后固摄胃和肾，使得胃肾的功能恢复正常，这样心理的症状就会减轻很多。

这里还要强调一点，我们不必把抑郁症想得过分绝对，偏忧郁一点的人往往很有成就。因为这类人虽然偏颇，却很执着，大多想别人不敢想，做别人不能做的事，所以一些大文学家、大艺术家、科学家常常偏抑郁。当然，忧郁终究是病症，严重了会过于胡思乱想、悲观绝望和疑虑重重，甚至选择自杀这种极端做法。

忧郁症的治疗方法，我提五点：

（1）交能倾诉的好朋友

每个人都应该交朋友，特别是交可以倾诉的好朋友。有了高兴的事，分享给朋友，大家都得到了快乐；有了痛苦，倾诉给朋友，朋友就会帮你分担忧愁，孤独寂寞就会远离你，人要有个倾诉的渠道，这对预防和治疗忧郁症十分有益。

（2）参加社会团体，学会互助，或寻找心灵良师

学会互助，能主动帮助比自己还忧郁的人，对提升自信心很有好处。看书、听音乐，寻找心灵良师使自己的精神有个很好寄托。

（3）接受挫折教育，不要太过要强

不要太过要强，不要过于追求完美。

就人体本身来说，总是爱超越自身极限去干一些事情，这就相当于老不断地调动元气。打个比喻，不断地拉动就会形成泡沫经济，最后泡沫一破灭，肯定就是一个大虚之证。所以，不是不努力，而是不可以太过努力，因为长期超越身体的承受能力，会对身心造成伤害。

另外一个有效方法就是接受一些挫折教育。还是拿小孩儿举个例子，家长如何强调开水会烫伤人，他也不会明白，你一定要让小孩子摸摸热水，让他通过感官亲身经历，有了感性认识，才会小心地避免接触开水。这种"痛苦型"教育模式其实是能帮助人成长的。

老子说：天地不仁，以万物为刍狗。意思就是老天正是靠它的冷酷无情来教育我们如何去积累经验，掌握天地万物的属性，去主动规避对人有损伤的事。这样学习才对我们的人生有益处。所以，挫折教育对于有抑郁倾向的人很重要。我们人生一世，都会遇到很多不如意的事情，不要过多地苛求自己，人要努力，但不要超越了自己身心所能承受的极限。

（4）养成好的生活习惯

得了忧郁症，要努力养成一个好的生活习惯，比如坚持跑步。开始或许怕接触人、怕光亮，可以先尝试在晚上跑，逐渐过渡到早上去跑步。为什么是跑步，而不是打太极拳呢？因为太极拳偏静，是种比较沉心的锻炼方式，不适合患忧郁症的人。跑步就是一种很好的振奋阳气的方法。跑步可以抻拉膀胱经等人体后背的很多经脉，对患者的身心很有好处。对于这种人来说，需要的是振奋他们，把他们的阳气振奋起来。如果是年轻人则可以让他去打架子鼓，因为鼓声主生发，可以使阳气振奋。

（5）保持诚实和自信，做人要单纯阳光

再有一点就是一定要对自己的人性保持一种诚实和自信，选择健康的生活方式。我常说做人一定要单纯一些，简单一些，阳光一些；否则，在纷繁复杂的世界中，就会陷入很多迷局，困在其中不能自拔。只有让自己简单了、阳光了，黑暗面的东西才会远离你，不再骚扰你。

扫码观看视频
第五讲：情志

第四节　睡　眠

人为什么要睡觉？

人为什么要睡觉？中医对睡眠的机理是怎么解释的呢？

中医认为，人的体表有气运行，像人体外围的卫士，名卫气。卫气是固摄阳气的，它在人体体表不断地运化行走。白天卫气行在人体的阳分里，晚上则行到阴分里，就是行于阴经。阳气只要一入阴经，人就想睡觉。卫气在阴经中行走完，出离阴经的一瞬间，人就会醒来。这就是中医对睡眠机理的解释。

正常人应该是白天特别精神，晚上困倦，这叫"营卫之行不失其常"。等到人老了，气血衰弱，肌肉枯槁，气道干涩，元气不足，白天就不够精神，昏昏欲睡，到了晚上精气也不足，又睡不着。人睡眠的好坏直接关系到寿命的长短，睡眠是阴，我们要用夜晚的阴来养白天的阳，养白天的精、气、神。

睡眠的问题

◆ 失眠

人为什么会失眠呢？

当下社会中，造成失眠的第一条原因就是心肾不交。如果人的心火上炎，肾水下行，就形成了一个心肾分离的象，心肾分离就会造成人到晚上想睡睡不着，白天又特别疲倦，两腿发沉。心肾不交造成的失眠较难治疗。过去，几剂酸枣仁汤，再或温胆汤就能治好，但现在还用这些药已经没有明显效果。因为现在人的生活比古代复杂得多，很多人的失眠都与长期熬夜有关。每天晚上 11 点到凌晨 1 点，是胆经该睡的时候，而人老不在此时间睡觉，就会慢慢地出现心肾不交的状况，导致失眠。

第二条是血不足。血不足也会造成失眠。中医里有一种说法，叫作中焦受气，中焦就是我们的脾胃。人的血从何而来？实际上血是从胃来的，人体是通过胃消化食物，把食物的精华转变成血。血是一种能量，代表着一种动能，输布四方，供人体所需。

我们老百姓常提到补血的问题，懂得中医医理的话，就知道了血是从胃而来，所以乱吃很多所谓补血的补品未必有多大的用处，最好的方式就是好好吃饭。胃主血，所以胃虚就会造成血不足，要想补血就要养护好我们的胃经。

血不足，不能有效的上输于脑的话，脑部就会因缺血而导致失眠。

第三条，胃不和则卧不安。假如晚上吃得太多，也会造成失眠。人活一口气，气是用来睡觉的，也是用来消化食物的。如果晚上吃得过多，气就会受到中焦阻隔，阳气不能上输于脑，造成失眠。

中国古代养生讲究过午不食，就是一天只吃两顿饭，上午九十点钟一顿，下午四五点钟一顿，晚上就不再吃东西了。而生活规则也是日出而作，日落而息，所以那时的人很少失眠。

我们吃晚饭也要掌握一个原则，就是七八分饱就可以了，而且晚饭后最好出门散散步，或者作一些其他的运动锻炼，对增强夜里的睡眠质量非常有好处。

造成失眠的原因很多，这里只是根据现代人的实际生活情况讲解一些最常见导致失眠的原因，个案还要区别分析。

◆ 为什么有的人喜卧？

我们常会发现，有的人特别喜欢躺着，没事就躺床上睡一觉。挂在嘴边的话是"站着不如坐着，坐着不如歪着，歪着不如躺着"。其实喜卧也是病。原因主要有两个：一是湿气过重。湿气重的人偏虚胖，特别懒，不爱动。这样的人体内的气机不清爽，于是总想睡觉，越睡就越胖，越胖越不爱动，慢慢形成一种恶性循环，导致身体内的湿气代谢不掉，糖尿病等诸多疾病此时都会乘虚而入。像这种人，一定要督促他多去锻炼，甚至要强制他们去锻炼。还有一种属于肾精不足，全身无力，在中医里叫作少阴证，用三个字描述，叫"但欲寐"。"但"是"只是"的意思，"但欲寐"就是只想睡，但真躺到床上，又睡不着。这种情况是属于心肾的病。

还有一种人喜欢上午睡觉，这也是因为湿气过重。上午七点到九点的时候是胃经当令，九点到十一点是脾经当令，阳明胃火老起不来，上午就喜睡。上午喜睡，人的阳气就振奋不起来，久而久之，人也会身体变差。

有人会说，我晚上睡晚了，用白天补觉行不行？从医理上讲不行，因为白天主生发，夜里主收敛收藏，老是违背天地的规律，到老年时人就会生病。

◆ 多梦

中医解释多梦的原因叫虚火扰头。虚火扰头就是气能上来，但精不足，营养物质带不上来，空运化，人就多梦。

多梦的人现在不在少数，而且有的人很有意思，一夜一夜地做梦，甚至起了夜以后回来接着做梦，更有甚者第二天做的梦能接上前一天的梦，跟放电视连续剧似的。

多梦会导致人休息不好，久而久之会引发疾病。既然多梦是因虚火扰头所致，原因就是肾精不足，而肾虚就是元气不足，所以要想解决这个问题，还是要从好好吃饭做起，通过合理的饮食来培元固气，同时还可以选择打坐的方式，点按涌泉穴的方式，慢慢就可逐渐减少多梦的问题。

扫码观看视频
第六讲：睡眠

做梦是怎么回事？

◆ 梦为魂魄飞扬

讲完了睡眠问题，我们讲一下人为什么会做梦。

关于做梦，中医的理论认为是魂魄飞扬。中医一再强调，人体的五脏皆有神明，那么魂和魄各是哪个脏器的神明呢？魂是肝的神明，魄是肺的神明。

人在睡眠中，不同的时间段由不同的经脉所主。夜里十一点是胆经当令开始睡觉，子夜一点到三点是肝魂所主，凌晨三点到五点是肺神所主。所以在这个时间段做梦，属于魂魄收敛不住的一个象。肝魂跟理智相关，肺魄跟本能相关。那么人在三点之前做的梦是跟肝魂有关，也就是跟理性有关；三点后做的梦跟肺魄有关，也就是跟人的本能有关。

西方社会对梦也有所研究，比如弗洛伊德精神分析学说就非常注重梦的问题，他认为所有的梦都是潜意识心理的曲折或象征的表现方式。比如梦到水了，可能就跟出生有关；梦见大树可能跟性有关；梦见去旅行了，可能跟死亡的观念有关。弗洛伊德的学说中，认为人有两个最基本的本能：一个是死本能，另一个是性本能。所以他的意象分析（关于梦境的分析）基本上都是从这两个角度去分析的。

◆ 梦象

中医关于梦的理解与弗洛伊德有很大差异。比如说同样梦见水，中医认为，是因为人的阴气过盛所导致，这类梦一般比较恐怖。人体的脏器中肾主恐，在五行里，肾所匹配的五行又是水，所以梦见水或者梦见很恐怖的事情，是阴气过盛。如果阳气过盛的话，就会梦见大火燔灼，比如发高烧之前有的人会做梦梦见自己家的房子着火了，这其实跟阳气浮越在外有关。

《黄帝内经·灵枢·淫邪发梦篇》中专门记述了古人对梦境的各种理解。如人体里要是阴阳之气都很盛的话，就会梦见互相厮杀；要是肺气特别实的话，就会梦见使用金属兵器进行厮杀，因为肺按五行的配属是属金的；如果上面的气特别盛的话，会梦见飞翔，经常梦见飞翔的人，一般性格特点是比较追求完美的那种，对万事万物都有一种追求完美的心理，他们的气老调在上头下不去，就会总梦见自己飞翔；而对于另外一些人，他们的气总是沉在下面上不来，这类人做梦就爱梦见自己坠落深渊。

如果你特别饿，做梦就会梦见别人给你东西；反之，如果你特别饱的话，就老梦见你给别人东西。

在《黄帝内经·阴阳应象大论》里，专门把人体的五脏和五声、五志、五色全都配属了。

（1）五声

五脏与五声对应为：肝呼、心笑、脾歌、肺哭、肾呻（见五脏与五声的对应关系表）。

肝所对应的声音就是呼喊。如果你肝气过盛，那么就会发怒，同时大呼小叫。比如，有的人被上司批评完了，回到自己的办公室，肯定是坐在那里吐气，发出"呼呼呼"的声音。这其实就是人体一种不自觉的自救功能，通过吐气发声来减少肝气的瘀滞。做发怒的梦也是，在梦中呼喊，通过这种方式来疏解肝气。

五脏与五声的对应关系表

五脏	肺	肝	肾	心	脾
五声	哭	呼	呻	笑	歌

心所对应的是笑声，心神脉盛的象就是会笑。在梦里如果梦到好笑的事，也是心气盛的一个表现。

脾对应的是歌声。脾的正气特别强的时候，人的声音能够输布四方；脾的邪气要盛的时候，人会狂歌不止、登高而歌，就是特别喜欢跑到高的地方去使劲地唱，这是脾气输布太过的一个象。

肺气所对应的是哭声。肺气过盛或者过虚，都有可能会梦到哭泣。

肾所对应的声音是呻吟。在现实生活当中，我们可以看到，人疼痛了会呻吟，这其实是人体在调元气，而元气藏于肾，所以在疼得无法忍受的情况下，人就会发出呻吟之声。人在极度快乐时也会呻吟，因为往往极度快乐的事儿也是在调元气，比如做爱或者吸毒，都会发出呻吟的声音。

（2）五志

五脏与五志对应为：肝主怒，心主喜，脾主思，肺主忧，肾主恐（见五脏与五志的对应关系表）。

情志的不遂也会转到梦境中。五种情志在梦里也都有表现。肝气盛则梦怒，就是肝气过盛的话，人晚上做梦都是发怒的；心气盛则梦善笑恐畏。脾气盛则梦歌乐，身体重不举；肺气盛则人忧愁、哭泣；肾气盛则经常地梦到恐怖的场景。

五脏与五志的对应关系表

五脏	肺	肝	肾	心	脾
五志	忧	怒	恐	喜	思

（3）五色

五脏与五色对应为：肝主苍色，心主赤色，脾主黄色，肺主白色，肾主黑色。

在中医看来，梦不过就是阴阳之气相搏的一种反映。过喜是心神外散，故多梦花儿盛开，色彩艳丽；过怒是肝被压抑生发不起来的象，所以会梦到百花闭谢，与人争斗，这样的人白天动不动就爱发火；过恐是肾精收藏的功能出了问题，表现在梦中也是躲匿藏避，或被人追杀而无力奔跑，常常会被吓醒，一派晦暗恐怖之象；过忧和过悲都是肺气虚的表现，这样的人白天总是长吁短叹，梦里则是遭人指责，心事沉重，或梦见亲人伤亡，景色多为败秋之色；过思则导致脾气郁结不能运化，意念的过于专一则在梦里表现为慕想追求或焦虑烦躁。

所以我们梦到了什么颜色，懂得了中医里的五脏和五色的对应关系的话，就可以判断出自己情志在哪个方面太过度了，我们就可以作有针对性的调整，这对人体会很有益处。

扫码观看视频
第七讲：做梦

总而言之，人体的气血水平或者五脏的问题导致人会做什么样的梦。我们通过学习中医就会对不同梦象的成因有所了解，也就可以顺利推测出自己的身体状况，便于预防和医治疾病。

如何治疗失眠？

　　◆ 从头到脚放松法

　　这里我提供给大家一个消除失眠的方法，叫从头到脚放松法。

　　首先我们躺在床上要先放松头部，从头发开始，放松头发，然后放松眼眉（当你有意识地注意到这一点的时候，你常会发现，刚才的眉头都是紧锁着的）。眼眉放松后做深呼吸，慢慢地深呼吸。然后再慢慢地放松肩膀。我们最不容易放松的地方就是肩膀，这个部位经常是抽紧的，现在我们要让自己的肩膀有意识地放松。再然后是心、肾……就这么一直想下去，想到最后，每一根手指头和每一只脚指头就都放松了。一般没等你想到脚呢，就已经进入到睡眠当中了。所谓的睡眠一定要先睡心，你要先让心能够静下来，心能够先睡下。那么身体才能够听从心的安排，才能够睡下。

　　◆ 睡觉虎抱头

　　我们在睡觉的时候要向婴儿学习。婴儿的睡眠姿势有一个特点——虎抱头，就是他的两只小手总是扬在上面，就好像老虎抱着头那样。四仰八叉的睡眠姿势是最放松的。这其实是肺气足的一个象。

　　刚出生的婴儿睡觉是不用枕头的，一般垫个小毛巾在头底下就可以了。人老了以后，逐渐气虚，于是乎

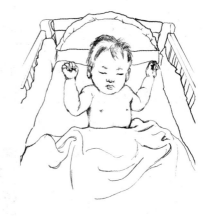

婴儿虎抱头睡姿

枕头就会越来越高，这就是我们常说的成语"高枕无忧"的来历。

得哮喘的病人严重的连躺下都不可能，因为只要一躺下，他的肺液全壅在上面，就会影响他的呼吸，这是气越来越虚导致的。日常生活中如果你的枕头在不自觉地不断加高的话，说明你的阳气虚了，要引起注意了。

◆心肾相交法

心肾相交法可以促进睡眠。动作很简单，用我们手心上的劳宫穴去搓脚心上的涌泉穴。脚心上的涌泉穴是肾经的一个主穴，手心上的劳宫穴是心包经上的一个穴位。假如我们晚上坐在沙发或床上看电视的时候，我们就可以用左手的手心去搓右脚的脚心，用右手的手心去搓左脚的脚心，这对促进睡眠非常有帮助，而且简单易行，自己在家里都可以做，有失眠症的人不妨尝试一下。

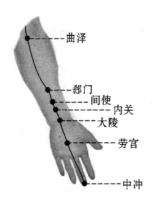

劳宫穴示意图

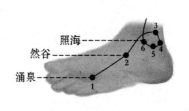

涌泉穴示意图

第二章　五官

第一节　五官为五脏之官

中医认为，五官与五脏之间有着极为密切的联系，故有"鼻为肺之官、目为肝之官、口唇为脾之官、舌为心之官、耳为肾之官"之说（见五脏与五官的对应关系表）。

五脏与五官的对应关系表

五脏	肺	肝	肾	心	脾
五官	鼻	目	耳	舌	口

鼻为肺之官

鼻子的外形为胃气所主，鼻孔为肺气所主，所以肺开窍于鼻，鼻是肺之官，只要人的肺有病首先就会表现在鼻子上。这里讲的鼻子主要指的是鼻孔里边，肺热则鼻孔出气粗、热；肺寒则鼻孔冒凉气。比如当人得肺病的时候，就会出现喘息鼻张的症状。

目为肝之官

肝开窍于目，得了肝病会在眼睛上有所表现，一般得肝病的人两个眼角会发青。孩子如果受到惊吓，鼻梁处常会出现青筋或者青痕，这也与肝有关联。

在中医的五色和五脏的配属里，肝主青色。这个青色并不是我们平时所见的青草、树叶的绿色，而是苍色。肝是从肾水里面生发出来的，苍这个颜色是黑色与青色的一个过渡之色。顺便谈一个问题：如果人在冬季没有养好身体，到了春天气机就生发不起来，就会生病。所以，了解颜色和脏腑的对应关系对养生保健是有裨益的，我们平时可以通过观察脸色的变化对身体的状况作出判断。

口唇为脾之官

脾开窍于口，口唇是脾之官。得脾病的人会出现唇黄或者嘴唇四周发黄、嘴唇脱皮、流血等症状，这些都是阳明燥火太盛造成的。

舌为心之官

舌为心之官。心脏有病一般会出现舌头不灵活、舌卷缩等症状。口误，经常说错话，也是心气不足的象。

《黄帝内经》上有：心病者，舌卷缩，颧赤。颧赤是说心脏有病的话，颧骨这个部位会发红。除了颧骨，我们日常生活中还要留心印堂，因为心病还会表现在印堂处。印堂位于两眉之间，此处如果突然发红，而且图案如灯花状，是心神将散的象，我们尤其要当心，这叫"祸福在旦夕间"，可能会有重病突发。印堂发黑也不是件好事，从中医的角度讲，这相当于水气凌心，就是肾水太多，心火太弱，肾水上来使心火的功能发挥不了。这也是一个很危险的信号。我们在日常生活中要对印堂颜色的变化加以小心。

耳为肾之官

耳朵是肾之官。耳朵的病都会跟肾相关。《黄帝内经》里有"肾开窍于耳"的说法。得肾病的人会有耳聋、耳鸣的症状。

五官通利则五味、五色、五音方能俱辨

五官的关窍必须保持时刻通利，它们的功能才能正常地发挥出来。"肺和则鼻能知臭香"，意思就是如果肺气很好的话，鼻子才可以闻到五味；"心和则舌能知五味"，意思是心气和，舌头的分辨能力才会特别强，舌头才可以尝出五味；"脾和则口能知五谷"，是说如果脾气很好的话，人的口方能感受到五谷的味道，有食欲；"肝和则目能辨五色"，是说肝气正常的话，人的眼睛才可以看清楚各种颜色；"肾和则耳能闻五音"，是说肾气很好的话，人的耳朵就能听见五音。《黄帝内经》上还有"五脏不和则七窍不通，六腑不和则留为痈"，就是说五脏六腑如果有病变，就会造成七窍不通，甚至会积聚成痈、成癌。

综上所述，中医认为五官与脏腑器官的关系极为密切，通过了解五官的病变就可以发现隐藏在身体内的五脏的病变，所以我们要时刻留心五官的变化，才能留意到相关联的五脏的情况。

具体到五官的养生方法，很简单：常闭眼，养神；少说话，养心；平稳呼吸，养肺；多食美味，养口；少惹繁杂，非礼勿听，养耳。

第二节　眼　睛

目为心之使

《黄帝内经》说："五脏六腑之精气，皆上注于目而为之精。"意思是眼睛可以反映出人体各个脏腑的精气的盛衰。《黄帝内经》还有"精之窠为眼，骨之精为瞳子，筋之精为黑眼，血之精为络，其窠气之精为白眼，肌肉之精为约束，裹撷筋骨血气之精而与脉并为系，上属于脑，后出于项中。"这段话的意思是说：整个的眼窝是精气的表现，其中肾的精华表现在瞳孔；瞳孔外的黑睛是由肝精来决定的，因为肝开窍于目；心的表现在眼睛的血络上；肺表现为白睛；脾的精华表现为约束整个眼系。也就是说，我们眼睛的好坏跟五脏六腑的精气全都有关系。

中医讲，眼睛是心的使者。心又藏神，心是神明所待的地方，所以神散则目惑，就是一旦我们的神散了，眼睛看东西必然要老花。俗语有：花不花，四十八。这是说人一般活到了48岁的时候，眼睛就有可能会花掉，其实眼睛是否老花，在很大程度上取决于神散不散。

眼病

眼睛的主要疾病有几种，下面我们一一解析。

◆眼泪汪汪

眼泪汪汪是由于肺气不足和肝的收敛功能不足所致。眼泪汪汪在面相学里称为"含情眼"。比如说《红楼梦》里的林黛玉，总是眉目含情，眼泪汪汪的。这类人的肺气不足，而肺主通调水道，肝也主水道，那么肝肺功能虚，输布和肃降的能力就弱，导致水汽总是壅在上面，或者水道老收不住，这种人就会总眼泪汪汪的。

◆迎风流泪

有的人会有迎风流泪的毛病，他们只要一遇到风就会流眼泪，这是属于肝经不能收敛所致。

◆眼干

眼睛发干是肝血不足同时阳气虚的象。这种人在平时的生活中很容易发脾气，爱发无名火。

◆眼外凸

眼睛外凸也是眼病。我们常会看到眼睛往外凸的人，这种人一般眼压并不高，大多与饮酒过度有关，也是肝经收敛不住的象。这种人脾气大，爱发火，比较争强好胜，有此症状的女性很多还会得甲亢。

◆眼袋

有的人眼下总是有厚厚的眼袋，这其实是一种水肿。眼下这个地

第二章 五官

59

方是小肠经所经过的，它跟三焦、小肠、肾都有关。如果这里出了问题，基本都是因为阳气不足化不开水，水液代谢不掉，这属于寒邪造成的疾病。上眼皮肿是脾湿，下眼皮肿是阳虚。

靠手术的方法治疗眼袋当然可以去掉一些，但由于真正的内在的原因是五脏六腑出了问题，因此要想彻底解决眼袋问题，还是要去治五脏六腑的病。

人为什么悲伤时会哭泣？

人为什么悲伤时会哭泣？中医讲："哀则心动，心动则五脏六腑皆摇。"人只要一悲哀，心就会颤动，心为君主之官，当君主守不住神时，臣子们就都会乱了。目又为心之使，心神一乱，眼睛就会乱，液就往上涌，导致掉眼泪。

泪流不止叫作"夺精"，还会导致"目无所见"，就是人总哭泣的话，慢慢就会哭瞎眼。其缘由就是眼睛就像湖水一样，一定要有泪的润泽，才会清亮动人，泪流失过多，湖水就会干涸。

眼睛的保养方法

◆ 熨眼法

熨眼法就是用劳宫穴来热敷眼睛。先将双手搓热，然后闭眼，空掌捂在眼睛上，多停留一会儿即可。每天一次，一次21遍，可以明目去风，去目瘴。如果我们长时间在电脑前工作，可采用熨眼法，这对眼睛的休整很有好处。

我们还可以经常做眼保健操，让眼睛变得更灵动。我们观察一下不同年龄人的眼睛就会发现，小孩子的眉眼特别灵活，而人的年纪越大，眼睛就越不灵活，甚至经常两眼发直。这是因为人岁数越大神就越弱，五脏六腑的功能也渐渐衰退，眼睛就丧失了神采，运动也不灵活了。所以眼睛的问题一定要从五脏六腑去治，当然平时也要注意多活动眼睛。

◆后眼按摩法

在我们的后脑勺正对眼睛的地方，有两个椭圆的凹陷，这里就是"后眼"。人为什么会感觉到身后有人跟着呢？正是后眼在起作用，也就是我们俗话常说的"后脑勺长眼了"。我们没事的时候应该经常地去按摩后眼这个地方。

如果后眼这里鼓起来了，说明眼压太高了，可以用针刺的方法轻微放血，压力一释放，眼睛马上就清亮了，还可以经常按摩。按摩时的重要原则是一定要闭上眼睛。闭眼按摩可以很快使眼睛干涩、眼花等症状明显地得到改善。

扫码观看视频第八讲：
五官（上）

第三节　鼻　子

鼻祖之源

　　"鼻"字在造字的最初写作自己的"自"。我们在日常生活中也会发现，我们一说到自己的时候，手指指向的地方就是鼻子，指到这里就会觉得是"我"。

　　"鼻祖"这个词是什么意思？道教养生学认为，人在胚胎期受母血腥气的刺激，最先生出的器官是鼻子，由鼻子的功能而生肺气，从太阴肺开始，人的气机在体内周转，循环不息。由于古人认为五官里最先生成的是鼻子，所以中国人称祖先为"鼻祖"。

　　"祖"又是什么意思呢？传统文化当中凡是从"示"部首的字都与祭祀有关。"示"字就是底下一张木桌，上面放一块肉，代表祭祀。"祖"字右边的"且"字代表的是男性生殖器。什么叫祖宗？实际上就是家族的起源源于人的生殖能力。就古老的宗教信仰来说，最关键的也是祖宗崇拜，所以

"鼻"字金文

"示"字金文

"且"字还是我们中国古代的牌位之象，其实就是最早的生殖崇拜的男根之象。顶礼膜拜牌位就是在拜祖先的生殖功能，这叫作"生生不息"。

鼻子的循行经脉

鼻子与小肠经、大肠经、胃经和肺气有关。

小肠经抵鼻，大肠经走鼻下，胃经走鼻子的外形。关于鼻子主要有两点：一是鼻子的外形是由胃经所主，所以像鼻子红、鼻子上长疙瘩等症状是胃火的问题，是有胃寒使得机体生出胃火来消除寒邪造成的；第二点是鼻孔由肺气所主，所以鼻孔里边出的气凉或热都跟肺气有关。

鼻子在相书里被称为粮库，相书里认为鼻子大的人财运就比较好，能发财。这有没有道理呢？用中医来注解一下相书里的所说不无道理。中医认为鼻子的外形由胃经所主，鼻孔由肺经所主。我们前面讲过，人有没有魄力跟肺气相关，肺气足人就有魄力；同时，脾胃好，后天足，吃得就多，所以一个人如果有魄力，得到的俸禄就多，而古代的俸禄就是粮食，吃得又多，那他对天下的粮草占据的面积也就大，所以就有发财之相。

鼻子的主要功能是嗅五味的。五味就是五臭，分别为臊、焦、香、腥、腐（见五脏与五臭的对应关系表），五臭为口所主，"肺气通于鼻，肺和则鼻能知臭香；心气通于舌，心和则舌能知五味"，舌头是辨别味道的辛辣，鼻子是闻气味的香臭。

五脏与五臭的对应关系表

五脏	肺	肝	肾	心	脾
五臭	腥	臊	腐	焦	香

比如，臊味是跟肝气相关，肝气旺的人喜欢吃猪下水。焦，烤焦的味道为心的味道。脾胃是香，所以中医说脾虚的人喜欢吃香辣的、味道浓的东西。腥味归属于肺。肾为腐，肾气衰败时，病人散发出的味道就是腐味。在肾气衰败的时候，医生常用腐味的东西做药引子，引导别的药入肾，治疗肾的病变。例如，在过去治疗骨头的病变时，老中医会按照"取象思维"的方法，找一些很奇怪的药，像被沤过的棺材板等很臭的东西来入药。当然，随着社会的发展，现在没有土葬了，这种东西也都找不到了，从五臭去治病的方法也很少再应用了。

鼻子常见疾病与预防

◆ 流鼻血

最常见的鼻子的病症是流鼻血，中医叫作"衄衊"（qiú nǜ）。

对于女性来讲，在经期出现流鼻血属于脾不统血。脾的功能是专门统摄血的运行。中医对脏腑与血的关系区分得很细：心主血脉，脾统血，肝藏血，三个脏器各司其职，保证血能正常发挥功能。心主血脉就是强调心气推动气血运行的作用，如果人体的末梢不通，手脚冰凉，头皮发麻，就是心主血脉的功能发挥得不好。肝主要的功能是储藏血，就是通过约束气血的作用，使气血得以缓慢而有节制地生发。脾统血，统血的意思是"统摄"，不让血乱跑，在中医里，血不是西医血液的概念，而是一种动能，是带着从饮食当中提取出来的营养物质去支持脏腑功能活动的一种能量。所以，血必须按照规矩运行，这是脾输布四方的一个功能。如果脾的输布功能减弱，血就会外溢，就是不按正确的路途去运行。比如说来月经，经水是用来带走子宫中的垃圾向外行的，血就应该从下面流出去，而不应该上行。如果流鼻血的同时底下没有来月经，就是脾胃的功能出了问题。因为胃是造血的器官，它通过吃饭造血；脾统血，脾负责把血按规矩送到全身各处。

所以说，脾把血和精华、气送给心肺的功能就叫作"上进"；如果血、气、精华往下走了，就叫"下流"。

如果月经全从鼻血走了，就叫"倒经"。中国古代专门用一个字来表现倒经。上文说过男性生殖器的象征就是"且"字；而女性生殖器的象征就是"倒三角"（▽），指阴毛。这里滴滴答答流血了（），就是中国古代的"不"字。所以，有人就说，这是中国女性意识的第一次自觉，中国女性很早就知道在来月经的时候说"不"了。还有一个字，上面是"不"，下面是"口"，这是"否"字。"否"字就是指女子来月经了，但血没往下走，而从口鼻出了，这在中医来讲就叫作"经血倒流"。《易经》中有"否（pǐ）卦"（☷☰），就是阳气往上走，阴气往下走。所以知道了"倒经"的意思，就能理解"否卦"为什么是否塞不通

"不"字金文

的意思了。占卜时遇见"否卦"为什么什么都不干了，就是因为不通。对人体来讲，经脉都不通了，也就不用想别的了。

女性月经量少与脾也有关系，因为脾胃主造血。血从胃来，好好吃饭就能产生血，脾胃的功能减弱就会出现"血虚"的问题。补血绝对不是靠吃当归和阿胶就能补充得了的，但只要脾胃的功能正常了，吃大米饭、馒头都能补血。

阿胶其实不能直接补血，而是通过驴皮的收敛功能使血暂时地汇聚起来，集中在一处发挥作用，从而使机体的状态暂时得到好转。现在有的人用马皮代替驴皮制成阿胶，这会出很大的问题。驴皮的性质和马皮完全不同：马为火性，为散；驴为水土之性，为收。虽然都是皮，但是马的散性导致用马皮煮阿胶越吃血越收不住，血色素会越低。这就是吃错药也会伤害身体的道理。做阿胶只能用驴皮，而且必须是用山东黑驴的驴皮入药，即所谓的"一方水土养一方驴"。山东人的性格倔强，山东的驴也很犟。我们知道，对待驴和对待马的方法是截然不同的：马要养，驴要骗。养马千日，用在一时，马一抽就

跑，所以马一般都是累死的。而驴却很倔，抽驴一鞭子它就站着不动，再抽，它能踢你，要想让它推磨就要把它的眼睛蒙起来，哄着它骗着它让它转圈，这就是驴的倔性。对驴我们说要"顺毛驴"，哄着它，骗着它。对马则是讲究"拍马屁"，掌握好分寸和角度去拍马屁。所以中国传统文化的魅力就在于每一个用词都有道理在其中。

那么再回来谈驴皮阿胶，驴皮阿胶就能起到一个"收"的作用。心主血脉，血脉要散到末梢，这个"散"的功能太过就会显出失血之象，所以需要用驴皮阿胶收一下，驴皮阿胶起到把散的血固摄住的作用，血自然就显得多了。当然，我们没事儿不要随便吃药。阿胶是滋黏之物，机体很难将它运化开。吃过阿胶的人知道，吃阿胶一定要烊化，即放在碗里蒸，蒸完以后它还是黏黏腻腻的，还得再用药冲，搅开了才能喝。试想，连蒸都蒸不化的东西，我们人体需要调多少元气才能破解它，它的收敛的力量又有多大。所以过度服用阿胶也会有害，会多调动一份元气来消化它。

肝主藏血，肝有一个过滤和藏血的过程，这个过程是通过闭眼睛和睡眠来完成的。肝就像我们人体的一个阀门，要想让这个血的工作量变少我们把眼皮一闭就可以了，这就等于把这个阀门关上了。人只要一进入睡眠状态，整个人体的代谢就开始放缓，人体的关窍相当于稍微拧上了一点，不那么过度开泄了，这就是肝在藏血。

其实，中医补的概念就是固摄。讲一个"亡羊补牢"的故事：一个羊圈原来有五只羊，现在丢了三只，你这时候补，即使买八只放在里面，如果栅栏没修好，照丢不误。怎么办？把栅栏补好，哪怕就剩两只羊，一公一母，还会再生小羊。这一公一母就相当于人体中的阴阳，所以就算不补，只要人体里面有气血、有阴阳，阴阳合则生生不息，就能逐渐地生长繁殖起来。所以中医的"补"就是亡羊补牢的"补"，就是"固摄"的意思，即保存现有实力。在精不足的情况下，能够保存现有实力，就算大补。

鼻腔连通脑、肾、肝，结构很复杂。容易流鼻血的人有的是因为人体阳气固摄的能力减弱了；也有的是跟空气的干燥相关，只是单纯的鼻腔里的血管出了问题。如果是发生长期的、很难止住的流鼻血的情况，说明血的收藏能力变弱，有可能是白血病的前兆。还有一种情况是脑病造成的，如果脑压太大，人的自救功能发挥作用，让血往外流一些，来减轻脑的压力，这会导致流鼻血。所以流鼻血的原因相当复杂，如果只是偶尔的流鼻血，一般跟秋燥有关，无所谓治疗。但如果经常性流鼻血，一定要到医院做全面的检查，排除一些恶性的疾病。

对于流血的问题，西医很重视，比如肠子里的血，包括隐血，就是肉眼看不见的肠子的流血，西医一旦检测到，就会高度重视，看有没有肠癌的可能。

还比如说，亚健康一个很重要的标志就是牙龈流血。每天早晨刷牙，牙缝总有血渗出。我们知道，牙是肾的花朵，而牙龈是肉，是脾的表现。牙龈能够包住牙，说明脾肾功能正常。如果牙龈过度生长，就叫作土克水。因为肾主水，所以牙也属水。如果刷牙老出血的话，在中医里也是属于脾不统血。牙龈萎缩、牙龈干瘪都是脾虚的象。舌头两边齿纹特别重，都是牙印也是脾虚。造成的原因是湿气重，人休息了一夜没有运动，湿气外溢，舌头像泡过水一样，塞满整个口腔，所以早晨起来，舌头上都是齿痕。解决湿气问题有一个很好的方法，就是跑步或登山。当我们遇到以上这个情况有两种方法可以解决：吃药或跑步。

流鼻血也跟膀胱经、胃经有关系。膀胱经有病就会出现衄蚵，就是流鼻血和鼻子堵塞不通的象。因为膀胱经主筋所生病，就是筋的收摄力和柔韧度出了问题，也会出现鼻子堵塞和流鼻血的症状。胃经有病也会出现衄蚵。胃经主血所生病，胃气不降也会有流鼻血的问题。通常流鼻血时，人们会让流鼻血的人躺下，用一块冷毛巾敷在额头上，血就会慢慢止住，这是因为额头为胃经和膀胱经所主，而且印堂也为神明所主，把神内收，就是关键。

还有一种原因是我们日常生活中比较常见的，就是大肠火盛也会出现流鼻血。这种流鼻血会有两个象：一是眼珠发黄，二是口干、嗓子不舒服。这是因为大肠主津，津液枯涸，火气盛就会导致流鼻血的情况。这些我们在日常生活中都一定要注意。

◆ 鼻窦炎

鼻子还有一个比较常见的疾病是鼻窦炎。这种患者中很多人会出现口臭的症状。鼻窦炎的主要原因是脾胃的精气严重不足，功能衰败。胃气最重要的功能之一是肃降。如果一个人没事儿老打嗝、胃反酸、呕吐或干呕，都属于胃气不降、胃气不足。胃气正常地向下走的力量没有了，往上顶着，就会出现口臭的现象。鼻窦炎一般按压鼻翼两旁的凹陷处就很有效。但一旦手术不当的话，就很难治愈了，因为经脉被破坏了。

◆ 过敏性鼻炎

目前，过敏性鼻炎为临床多发病，患此病的人越来越多，而且西医没有很好的解决办法。

西医认为过敏是一种变态反应性疾病，会反复发作，属于免疫系统的病，是机体对外界的反应过于强烈，不能耐受外界变化造成的。西医将过敏性的疾病分得很细，过敏原也越查越多，最后患者无所适从，不知道该如何去避免接触那么多的过敏原。

中医认为过敏类疾病的本质是元气虚。人的机体为什么会对外界的物质变化产生不良反应？中医认为，就在于元气虚弱。关于元气的问题，我打一个有趣的比方：元气就像煤气罐，是随着人的诞生先天带来的一罐煤气。有的人先天拿了一罐很足的气，因此身体好，但又因为这样的人身体好，就不珍惜，就会成天开大火去耗散这些元气，慢慢地就可能造成半百而衰。而有些人天生只拿到半罐煤气，从小身体就不好，但他知道爱惜，经常不开火或者开小火，这些人也可以赖赖唧唧活百年。

在我们每天的生活中，必须都要用到元气。我们人之所以能活下来，就是每天调用一点点元气。从中医的角度讲，元气是不可以补的。人肯定是要死的，因为人的元气会有用尽的一天，而元气又补不了。《黄帝内经》讲元气藏于肾，人体的五脏六腑中肾为老大。如果元气有一点点多余，它就会被放在肾里被藏起来，不是紧要关头，轻易是不会动用的。如果元气盈余的比较多，就会藏在奇经八脉中。中国的药学有一句话："没有一味药可以入奇经八脉。"既然如此，就没有一味药可以补元气。因此我们不要整天想着去补，我们现在不缺营养，缺的只是消化和吸收的功能。经脉不通的时候，补也是补不进去的。那么我们会面临这样一个问题：元气不能通过药物补充，而我们每天都要消耗一点元气，应该怎么办呢？其实有三种做法可以对元气有所补充。元气就好像存在银行里的钱，它是可以产生一点点利息的。这点利息的来处就是睡觉、吃饭和不生气（生气会大耗元气）。只有好好睡觉和天天吃饭，而且每天乐观愉快，才能为元气积攒起一点点利息。所以我们要重视睡眠和吃饭，这两件事跟我们的寿命直接相关，而越乐观的人免疫力就越强。

我把过敏性鼻炎和皮肤病看成一个病，那么人为什么会得过敏性鼻炎或湿疹等皮肤病呢？主要跟日常生活中的三个不良因素相关：

第一是严重的焦虑。人要是承载了过大的压力、心情郁闷会引发过敏性鼻炎。过去西方人患这种疾病的很多，人们都以为是西方人过于清洁导致，其实不然，我们中国人现在的生活方式已经和西方非常接近了，近年来中国患过敏性鼻炎的人也越来越多，是压力大、焦虑过度所致。焦虑会使得气机壅滞不通，而肺主一身之气，人一焦虑，气就结住，气机郁结在哪里，哪里的皮肤就会出现问题，结在头上就会出现斑秃。如果肺主一身之气的这个功能不能正常发挥，首先就会结在肺的外现——鼻窍的功能上。

第二是冷饮。中医讲过食冷饮伤肺，肺开窍于鼻，肺主皮毛。因此有过食冷饮这种不良嗜好的人中，有的人是患过敏性鼻炎，有的人是得皮肤病，比如湿疹、皮肤瘙痒症等。

这里涉及一个小孩儿的喂养问题。现在的父母喂养小孩儿，总是纵容他们喝冷饮，有一些家长从小孩儿出生不久后就给他们喝凉的东西。西方的小孩儿患这类病的特别多，因为西方小孩儿从来喝东西都是直接从冰箱里取，所以他们易得过敏性鼻炎、皮肤病或者其他湿气重的病。中国的小孩儿慢慢也习惯了这样的生活方式，从而导致从小就出现湿疹、长期腹泻、注意力不集中等现象。

中国人的体质与西方人不太一样。西方文明来自"游牧民族"，是一种杀伐文明，迄今为止，西方人吃饭仍然使用刀叉来进行切割，这和他们的医学也很像。由于多食肉类，"鱼生火，肉生痰"，所以他们火热湿的特性很明显，为了散湿散热，西方人多体毛。而中国人自古以"纤维性"的食物为主，使用的是筷子。由于饮食清淡、多食五谷，东方人的皮肤很紧密、细腻。按理说，中国人是不应该那么容易得皮肤病的。但是由于现在我们的生活方式和西方人太相近了，就会逐渐出现类似的这些问题。

第三是空调。过度使用空调是导致过敏性鼻炎的一个很重要的因素。古人住四合院，能"接地气"，随时随地接受天地自然之气。我们现在生活水平越来越好，但对空调的依赖性过强，长期使用空调必然造成严重后果：首先空调导致空气不畅通，同时它还会损伤皮毛的气机。就我们人体皮和毛的比重来说，皮一定大于毛。皮主收敛，毛主宣发。那么，作为人体来说，收藏一定要大于宣发。我们的皮毛会自主工作：天热时毛孔会宣开，天凉时毛孔则闭合。然而一进入开着空调的房间，人体的毛孔就会闭住，出了空调房，毛孔又要打开来宣散身体里的热量，这样反反复复就会造成毛孔不断开合，长此以往，毛孔的功能就会变弱，最后人体自身皮肤的调节功能逐渐丧失，对自然界的感知、适应能力就会下降，慢慢地形成疾病。另外，如果夏天过分使用空调，使人体不能正常出汗，还会引发更严重的疾病。

夏天如果不能好好出汗，就有可能导致秋天出现咳嗽等一系列的病症，尤其是冬至左右会有重病。我们中国传统文化经常说"冬至前后死人多"，这个缘由需要简单了解一些四季养生的知识。春天主生发，但是生发应该缓缓地生发，不能太过迅速。到了夏天的时候，则一定要让整个皮肤的毛孔全部打开，以便人体最大的呼吸系统——皮肤可以充分出汗。夏天将毛孔打开，就像麦子抽穗一样，等于先把仓库腾空，留出空地之后营养物质才能重新藏放进去。等到秋收的季节，营养物质才可以进到肌肤里去，到了冬天也就有东西可藏。如果夏天没有充分出汗，秋收收不进好东西，就好像你收进来的麦子都是瘪壳，到冬天想藏精华的时候，这个"仓库"都是空的，没有东西可藏，等冬至阳气开始生发的时候，没有东西可以供应，人就会表现出很虚的症状，甚至会出现猝死。所以冬至的重病往往跟夏天有关，这种认识也是中医的一个独特的见解，中医认为疾病都不能只看当下的问题，要溯源，看看你前三步都做了什么，这就是因果关系。

这里又一次涉及人该怎么补，如何补的问题。现在很多人总觉得自己虚，一有病就想补，懂得了四季养生的道理后，我们就会知道，治任何病都应该先泄后补。"泄"不是开泄，而是"通"的意思，经脉没有通畅，吃任何东西都补不进去。所以我们不要整天想着吃鱼翅、燕窝去补，还不如先出去跑10圈，让气血都流动起来，使我们的经脉都通畅了，回来吃什么都补。这才是正确的"补"的原则。

过敏性鼻炎还有一个症状西医很难医治，就是到了冬天的时候不停地打喷嚏。西医一般是让患者吃抗过敏的药，但这类药往往越吃越虚，不见病情好转，而且反复发作。这种疾病在中医里如果把脉、辨证准确，是很容易解决的，三五贴麻黄附子细辛汤就可治好。但目前这三味药没有人敢开，因为很多人认为附子有毒性，细辛也有毒性，而麻黄里含有麻黄碱，有兴奋神经的作用，被所有的运动项目设为兴奋剂范畴，运动员一律禁止服用。所以这种药现在很少被临床应用。细辛在中药里有一句话叫作"细辛不过钱"，字面的意思是细辛的用量不可以超过三克，否则会有危险。其实这是个误解。所谓"细辛不过钱"是指细辛在使用的时候要慎重，用量不能太大，因为细辛的特性为发散的能力特别大。假如一个人的元气很虚，就不能用，以防暴脱。其实，细辛在搜剔肾寒方面很有用，而且很有效，值得好好研究。

我们要重视打喷嚏的问题，打喷嚏不是件小事。喷嚏从肾来，打喷嚏是肾阳振奋的表现。过敏性鼻炎一个劲儿地打喷嚏是肾在使劲地想把寒邪攻出去的缘故。寒邪散不出去，肾又有一定的能力来攻击这个邪气，就表现为拼命打喷嚏，所以打喷嚏是件好事，是阴阳合利的象，是肾在使劲干活的象，这说明肾还有劲儿。《黄帝内经》里有"阳气合利，满于心，出于鼻，为嚏"，就是说打喷嚏是调肾气上来想把寒邪攻出去。所以如果感冒初期就出现打喷嚏的症状，说明身体尚可；如果连喷嚏都没打就感冒了，说明身体很虚了。但是老打喷嚏也会消耗肾气，所以要用药物帮助肾气去攻除寒邪。

如果有些药现在很少有医生敢给老百姓开的话，那怎么办呢？除了好好睡觉，好好吃饭，不生气，并改掉食用冷饮、过度使用空调这些不良习惯，情况就会好转。

我们该怎么提高免疫力呢？古代有个"太乙真人熏脐法"，不妨一试：用乳香、没药、附子、肉桂各等分，再加上小茴香和公丁香，把这些香喷喷的药研成细末，放入瓷瓶中密封，用时将药末填入肚脐中，然后，盖上生姜一块，用艾条熏灼，当出现印堂发热，下达涌泉，四肢微汗为止。这样每星期一次，连续九周，对治疗各种慢性病都有一定的作用。

第四节　口

本节讲讲口的一些病症。

口水多

口病中最常见的病症是口水多。口水多是胃寒特别重的象。胃酸上逆，口吐清水，久之胃上口被胃酸侵蚀，则食道不能下咽，下涸作痛，形成胃脘心痛之症。

口热舌干

口热舌干是一种相对来说比较严重的口病。患者感觉嘴里面总是热的，舌头总是干的，这是肾经的病，因为肾经挟舌本。津液为唾，来自舌下，无唾则舌干口热。

中医认为五脏对应五液（见五脏与五液的对应关系表），即肝液为眼泪，肺液为鼻涕，脾液为涎（哈喇子、口水），肾液为唾，心液为汗。小孩子只要脾虚就会经常流口水，口水就是脾液。对于一些成人，晚上睡觉的时候也常会流口水，这在中医中被认为是湿气特别重的象。

我们的嘴唇、舌头都应该很润泽才对，润泽靠唾液，肾液上泛为唾，所以唾是由肾液调上来的。当嘴巴里边老是热的，舌头老是干的，就是肾液没有调上来的缘故，这属于干燥综合征。

五脏与五液的对应关系表

五脏	肺	肝	肾	心	脾
五液	涕	泪	唾	汗	涎

干燥综合征的表现有六点：①唾液腺分泌过少，固体食物就难以下咽；②舌头不灵活，常会有粘连感，舌头总与嘴巴粘连在一起；③牙齿干枯变黑，我们的牙齿其实也是肾的一个外现，如果肾液调不上来的话，牙齿就不润泽，会变干枯、变黑；④双眼干涩；⑤腮腺炎频发，腮腺在这里就像一个正邪相争的战场，所以有病后腮腺炎会频频发作；⑥阴道干燥。

造成干燥综合征的原因是什么呢？是肾液上不来，但它并不是肾液亏损的象，肾液之所以上不来是因为太阳膀胱经气的虚弱，正是因为膀胱经这个太阳变小了，气不足，故无法把肾液带上来。所以这时专门去补肾阴是没有用的，因为肾液并不缺。

五行中肾为水，我们来看一下水的卦象。

水的卦象就是上下两个阴爻，中间一个阳爻。水之所以能够流动，全靠中间的那一根阳气，叫真阳。能够藏在水里的火，叫真火。这就是肾火的含义，也是肾阳的含义。

水卦图

如果单纯地去补肾阴、去补水，而肾阳动不起来，干燥综合征就治不好。如果能够从膀胱经气和肾阳这两个角度去救治的话，干燥综合征就会很快地得以改善。

口苦

有些人早上起来就会出现口苦的象，这是胆气上逆所导致。因为胆汁为苦，胆气上逆就会形成口苦。如果口苦、咽干、目眩，是典型的少阳的病，也就是胆经的病，中医一般会用小柴胡汤来治此病。

口苦的人经常会唉声叹气，这是胆气被压抑的象，等我们后边讲到胆经的时候重点去分析。胆经被压抑就会造成胆结石等病症。

口臭

口臭实际上是胃的腑气上逆，人的消化功能出了问题。

胃气是以降为和的，就是一定要往下降，如果胃气总是往上壅，腑气上逆的话，就会形成口臭。这是脾胃衰败的一个象。口臭这类病症都是后天之本受到损害所致。

口甘

口甘顾名思义，就是口里发甜。这是脾病。

脾对应的五味为甘，就是甜味。如果脾的输布太过、收敛不住的话，就会上溢到嘴唇、口、舌头等部位，就会出现口甘的症状。

以上这些病症基本上都与脾、胃、肾、胆有关，像干燥综合征要去寻医问药，有些人总是会问有没有一个固定的方子是专治某某病的啊，这就是不懂中医了。中医讲究的是辨证论治，不是肾病就治肾，脾病就治脾，肾病无唾也可以从膀胱经气化的角度去治，大便秘结也可以从肺气上去治，因为肺与大肠相表里。

　　所以说，病人要寻医、求医，医生则要先明医理。靠经验治病，有瞎猫碰上死耗子之嫌疑；靠医理治病，才能得医之大法。像口水多这种胃寒的病，按理说，用"附子理中汤＋黄连"就会有效；口苦的毛病用柴胡汤就会有效，可是如果不辨证就胡吃，也会出问题。如果元气已经大虚，老用柴胡这些升阳的药调着，会使人越来越虚。所以，一般来讲，中医治病一定要看到人，望闻问切。扁鹊那么高明的医生救虢太子之前还有"三问"呢。所以，我倒建议人们多学学医理和按摩法，药吃错了，可难救，按按揉揉总不会出大错。胃寒的人多按揉中脘穴和多按摩腹部，而且忌冷饮，效果就会很好，胃气不是一天就损掉的，所以每天坚持按揉，胃气也会逐渐地恢复。

第五节　舌　头

日常生活中我们经常会出现舌头僵硬、舌抖、咬舌、说错话、爱唠叨等情况，不要忽略了这些细节，都是疾病所致，本节一一作个分析。

舌本强，舌本痛

"舌本强"的意思是舌头很僵硬。如果舌本强或者舌头很痛的话，这与脾经相关，是脾不足造成的。

舌抖

如果我们的舌头伸出来后老抖，这是由于中焦脾胃的气不足，然后造成上焦无力，导致心精不足，因为心开窍于舌，所以心精不足则抖，即会出现手抖、腿抖和舌头抖的情况。要治这种病也要从恢复脾胃功能上治。

咬舌

我们有时会不经意地咬舌头，这可不是因为馋肉了，其实也是病症的一个表现。咬不同的地方是不同的气不足导致。心气不足则咬舌尖；肝胆气不足咬脸颊的里部，叫"啮颊"。咬嘴唇则是胃气上冲导致，《黄帝内经》里有"阳明气至则咬嘴唇"的说法。

错语

在生活中我们常会说错话。有的主持人宣布大会开始，可他却一上来就说成了大会结束，这其实是心经精气不足的一个象。心乱了，精气不足，思维表达上就会出现问题，舌头跟着不听使唤，出现错语。就拿说大会结束的这个人来说，其实从内心深处来讲他是不想开这个会的。西方心理学总爱从错语中去看人的心理病症，而中医一向强调要先治病，后心理。脏腑功能出问题了，心理才会扭曲。

谵语

谵语是胃气大伤的病。古语有"实则谵语，虚则郑声"的说法。有的人本来就一句话，没完没了地磨叨，自说自话，叫实则谵语。

虚则郑声是什么意思呢？《诗经》里有"郑卫声淫"的说法，就是在郑国和卫国这两个地方，诗歌偏淫。淫就是爱情诗特别多。我们都听过邓丽君的歌，哼哼唧唧的，很香软、很虚的声音，郑声就指类似这样的声音。如果人的元气大伤的话，就是虚证，就会发出这样的声音。

唠叨

爱唠叨也是病。唠叨实际上跟心情和生理都有关，人要太寂寞了、缺少关爱，就会唠叨。

女性中经常唠叨的人比例比较高，唠叨也是一种自发的治病方式，因为很多女性需要宣泄。很多老公一听老婆唠叨就会很烦，觉得自己整天累成这样，图的什么呀，还不是为了这个家在外打拼。可女人认为男人给女人钱是应该的，因为女性本属阴，就是主收的，她不仅收钱，还要情，没情的话就会觉得什么都没得到。作为男性，听到爱人唠叨的时候，一定要知道她现在可能处在一个内心很寂寞、缺少关爱的阶段，既然是夫妻，就要多关心妻子身心的问题，帮助她改变这种生活状态。

人为什么叹息？

常叹气的人在现实生活中越来越多了。叹气实际上是跟郁闷有关，人要太郁闷了，心气会被憋住，就需要长出一口气来化解。这种人的整个膈肌打不开，甚至会觉得心脏也有一点不舒服，通过长出一口气可以使自己疏泄一下。在临床上，如果胸口堵得很严重的话，可以用白通汤来医治。

人为什么打哈欠?

　　中医认为打哈欠是阴阳气相牵引所致。人的胃气不舒就会打哈欠。人体通过打哈欠使胃气舒展，这叫作善伸数欠。

第六节　牙

对牙齿的感悟

一般来说，我们可以通过牙齿的形状来判断它的功用。前面的是切齿，用来切割食物。后面的是磨牙，用来磨细食物。两边的犬齿是用来撕肉的，我们人类的犬齿基本上已经退化了。

通过对牙齿形状的了解，我们应该对人类的饮食结构有所感悟。就我们所应该吃的食物来说，不同食物的摄入量是有一定比例的。中国的传统文化基本上强调以吃纤维性的食物为主，这是有道理的。我们的犬齿数量很少，而且已经退化了，所以人需要摄入的肉类食物就不要过多。

牙病

中医认为，上齿与胃经有关，胃经入上齿中；下齿与大肠经有关，大肠经入下齿中。所以上下牙痛分别是不同的病所引起。

医治上齿的疼痛，就要扎胃经上的穴位，比如足三里、内庭穴等。要是下齿痛，就要扎大肠经上的穴位，比如最常见的是扎合谷穴。

取穴合谷

◆ 何为"同身寸"？

合谷的位置如何取穴？中医里采取的是"同身寸"的方法。"同身寸"的意思是每个人都有自己的寸和自己的尺。"同身寸"有两种取法，每个人的寸可以是指大拇指横纹的这一段距离，也可以是指人的中指弯曲过来以后第二指节的长度。尺是指从肘部到腕部的距离为一尺。人与人高矮胖瘦各不相同，所以寸尺也就不尽相同。

◆ 合谷穴的位置

合谷穴的取法为，把大拇指的横纹处卡在手的虎口横纹处，然后往下一压，如果有酸麻胀痛的感觉，那个地方就为合谷穴。

如果人下牙疼痛的话，可以使劲地掐住合谷穴，有止痛效果，因为合谷穴是位于大肠经上的一个重要穴位。

◆ 让灵魂跟上脚步

我们顺便说一个中医扎针的题外话。有一些技艺超群的针灸师，他们扎针并非一定要直接扎在穴位上。对于一些气血特别虚的人来说，他的气血根本就过不来，所以在这种情况下，扎针的高手就会等候气的来到，俗称"候气"。比如说治病时要扎合谷穴，但他们会根据气血的运行情况扎在上合谷或者是下合谷的位置，而不是正好扎在合谷穴上。

在登山中，一些有经验的向导常会适时地让大家停下来休息，他们会说这是"让灵魂跟上脚步"，听着很有意思，但实际上是很有道理的。我们在生活当中也常要这样去做，人不能总让自己的身体冲在前面，要学会让自己的气和灵魂一点一点跟上来，让我们的身心与灵魂合为一体，这样我们才能健康地生活下去。

第七节　耳　朵

中医认为肾开窍于耳。《黄帝内经》里还有另外一种说法，叫作心开窍于耳。那么为什么会有两种不同的说法呢？其实，这是从两个不同的角度强调心火和肾虚都会导致耳朵的一些疾病的发生。

耳朵的经脉循行

走耳朵的最重要的经脉有两条：一条是三焦经，另一条是胆经。

三焦经"从耳后入耳中，出走耳前"，意为耳朵后边、耳朵前面和耳朵里边都是有三焦经经过。

我们知道，人体的整个体腔中有五脏六腑，这些脏腑器官不是孤零零地悬在那里，一定要有个东西将它们连缀起来，三焦经就是连缀五脏六腑的这个系挂、这个网膜，所以三焦经是一定要通畅的。如果三焦经不通，出现了病症的话，那它首先就会影响到耳朵。

胆经有一条支脉，也是从耳后入耳中，出走耳前，最后再走到外眼角的太阳穴。所以，如果胆经出了问题也会出现耳朵的疾病。

而肾开窍于耳，所以耳内的疾患与肾气衰败也有关系。

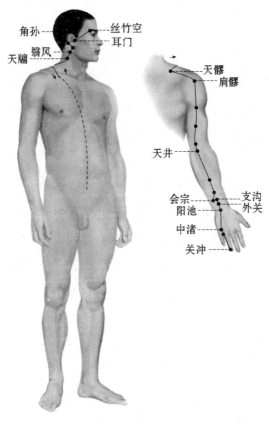

角孙　　　　　　丝竹空
　　　　　　　　耳门
翳风
天牖

　　　　　　　天髎
　　　　　　　肩髎

天井

会宗　　　　　支沟
阳池　　　　　外关
中渚
关冲

手少阳三焦经示意图

耳鸣与耳聋

　　耳朵的病主要有两种：一种是耳鸣，另一种是耳聋。在中医里，三焦经和胆经都是少阳，少阳是阴阳交通的枢纽，阴阳交通不利，就会出现耳病，所以耳朵也属少阳，有生发之象，那么像耳鸣这样的病症就肯定跟阳气有关。《黄帝内经》里对耳鸣的说法是"耳聋浑浑焞焞"，意思是耳鸣的时候耳朵里会出现各种各样的声音，最主要的有两个象，要么如蝉鸣，要么轰轰响。蝉鸣就是像知了叫一样，这是大虚之症，主要是因为肾精不足；轰轰响就像耳朵里成天火车隆隆开过，这是实证，主要是三焦不通，是内部火太重造成的。

耳朵的病还跟胃气虚有关，有胃病的人要防耳病。为什么胃不好耳朵也会出现问题呢？《黄帝内经》里有："胃中空虚则宗脉虚""耳为宗脉之所聚"。耳朵是许多经脉所经过的地方，如果一个人的饮食节律不好，通常就会得胃病，胃气不足，水谷精微就不能转变成正常的营养，那人体的经脉就得不到滋养，血脉都空虚了，耳朵自然会出问题。

得耳聋有很多种原因，其中有一种我们应该留意：生气会造成耳朵的"暴聋"，就是突然的耳聋。在现实生活中常有这样的情形，人一生气，不是这儿堵了，就是那儿憋了，比如有的女性一生气月经立马闭住。甚至有些十一二岁的小孩子也会出现暴聋，这些孩子基本上都是脾气特别急躁，极易发怒。人一生气，整个三焦都会受阻，耳朵这个孔窍的气机就容易被闭住，于是就出现耳聋的症状。现在还有一些人工作压力太大，精神随时处于紧张状态，极易产生焦虑、心情压抑，这都会导致人体经脉出现不通畅的情况，很多时候就会表现出耳朵的疾病。所以，生气对人身体的损害可以说无处不在，没事儿千万别瞎生气，生气的最后结果是导致自己苦不堪言。

耳鸣在临床上不太好治，难点在于这关系到肾精的问题，而肾精亏不是一天两天造成的，也就是说，治疗耳鸣应该去补肾精、补元气，但这不是短时间能补得起来的，你消耗了多久，就得用多长的时间去弥补，花费的时间会很长。

还有一个问题也会导致耳病，就是现在普遍存在的乱服药的情况。"是药三分毒"，药物都是有偏性的，如果不明白它的机理就乱服用的话，也会造成耳朵的损伤。

所有的药之所以会产生作用，不管中药西药，都是通过一个步骤来调动元气，真正治病的不是药，是元气，而药不是元气。人不是吃了药就补了元气，就可治病，而是通过药来调动元气，让元气发挥作用来恢复脏腑的功能，所以只有当元气充足了才有可能恢复脏腑功能。这个基本道理清晰了，用药才能有把握。

所以，药实际上都有调元气的作用。如果吃药不当，首先损伤的是肝肾，因为肝肾同源；而一旦损伤了肝肾，就有可能造成耳朵的损伤。而且一旦出现耳病，如果在三个月内没有得到及时医治的话，以后就会越来越难治。这一点是目前中西医对耳病的一个比较一致的看法。

耳朵的保健方法——心肾相交法

我们在日常生活中应该如何保养耳朵呢？

中国古代耳朵的保养方法有三种，都属于心肾相交法，就是通过让心火与肾水关系相协调的方法来让人体的阴阳气机协调，以达到养生的目的。

心肾相交法顾名思义，需要心肾相通。耳朵里面的孔窍是肾气的代表，所以这是肾的一个外现。心，主要是用到心包经上的劳宫穴，用该穴来代表心。等我们后面讲到手的时候会说到，我们手臂靠身体的里侧正中线走的是心包经，中指的指尖就是心包经的井穴。我们将手轻轻半握拳的时候，中指指尖井穴所指的手掌的部位就是劳宫穴。

在中医里，穴都是空的地方。耳朵里面有一个道教养生的要穴——听闻穴，它是不可以用针刺的。我们用几个方法来达到锻炼它的目的。

◆心肾相交法一：鸣天鼓

心肾相交法的第一种叫作鸣天鼓。我们的后脑勺就叫作天鼓。鸣天鼓要用到我们的听闻穴和劳宫穴。人体的劳宫穴是最操劳的一个穴位，它是一个火穴，像我们肚子疼了，马上就不自觉地用手去捂肚子，所以它是很操劳的。

具体鸣天鼓的做法是：先用我们的手掌心，即用劳宫穴贴住耳孔，把整个手搭在后脑勺上，将食指放在中指上，然后往下一弹，产生一个弹击的力量，就这样使劲压住听闻穴，然后弹拨后脑壳，弹几次再压紧，然后突然放松，耳朵就会有一种特别清爽的感觉。经常这样做对耳朵的保健作用很大。

◆心肾相交法二：按摩听闻穴

第二种叫作按摩听闻穴。耳朵里的听闻穴要怎么做才能按摩到呢？其实还是采取的心肾相交法。

中指的指尖是心包经的井穴，属于心，耳朵、眼属于肾。首先，掌心向后，然后用中指插进耳朵孔里，塞进去以后，手指在里面转180度，让掌心向前，然后让手指轻轻地在里边蠕动，要注意，不要使劲地杵，而是轻轻地蠕动，就像小虫子一样在里面轻轻地动，按摩上二三十秒后，突然将手指向前外方猛地拔出来，最好能听见响。这就是完整的按摩听闻穴的一个方法。如果你的手指插进耳朵里去以后，觉得指尖有一种黏着感，有吸力的话，这是湿气太盛的一种感觉，按摩完了以后，猛地将手指拔出来即可。

这里提醒一件事，做任何动作都要以不受伤为原则，就是说动作要轻、要柔、要缓，指甲也一定要剪得很干净，然后用指尖轻轻地按摩耳朵里边的听闻穴，千万不要伤到耳朵。

◆心肾相交法三：手心搓脚心

第三个心肾相交的方法叫作手心搓脚心。我们千万不要小瞧了这个方法，这里面融汇了很深的中医道理。

我们的脚底板有一个肾经的穴位叫涌泉穴，而我们的手上是劳宫穴。我们可以平时没事的时候坐在床上，左、右手交叉，用掌心搓脚心，或者用手心拍打脚心。这样做有助于让肾发挥收藏的功能，把气往下引，把上面的虚火拽下来，这样气就不会壅在上面，病自然就好了。

我们前面说过，如果人生一口大气，气全憋在上面的话，那就有可能会造成耳聋和耳鸣。那么，用手心搓脚心有利于我们疏通人体的气机，气机顺了，经脉通了，耳朵的病自然就会改善。而且这样做有助于改善睡眠，对有高血压的病人也非常有好处。

扫码观看视频第九讲：
五官（中）

第八节　人活一张脸

脸上循行的经脉

古代用"面"字表示人的整个面部。"脸"字在魏晋时期才出现，只表示两颊的上部。到了唐宋时期，口语中才用"脸"表示整个面部。

脸上所循行的经脉有多少条呢？如果不算络脉，就只按经脉来算，一共有十一条经脉。

任脉起于会阴，从下腹上来，沿着人体前正中线一直往上走，走到人中处，然后分成两支，走到两颊的上部。因为任脉主血，所以如果人的血气足，脸色就相对比较红润。女人35岁之后脸上不红润了，是血气开始不足的象。

那么，任脉是怎么上行到面部的呢？它是由冲脉带上来的，所以冲脉也是走到两颊的上部。冲脉主气，它将人的血带到脸上，所以如果一个人的气血足，脸就红润。这里注意一点：我们讲的"润"不是满面红光的意思。如果观察过小孩子的脸，就会发现，小孩子的脸上都有一层细细软软的绒毛，非常的可爱，这种绒毛可以吸住光，所以我们很少说小孩子"满面红光"，他们是一种非常润泽、柔和的红色。而对于老人，由于他们脸上的绒毛早就已经褪掉了，肝肺肾的疏泄、收敛的功能逐渐出现问题，他们脸上的红就是一种非常光亮的红色。一旦出现这种颜色，对老人来说是危险的，中医里叫作"虚阳外越"，很容易发生一些危急重症。所以一旦老人脸上出现很鲜亮的颜色，特别是粉色，那就一定要小心、注意了，要及时去检查身体。

阴跷脉和阳跷脉在面部如何循行呢？这两条脉都走到内眼角，主管人的眼睛的开阖。《黄帝内经·灵枢·寒热病篇》说："阴跷、阳跷，阴阳相交，阳入阴，阴出阳，交于目锐眦，阳气盛则瞋目，阴气盛则瞑目。"所以，阴跷盛则目闭而欲睡，阳跷盛则目张不欲睡。

上面我们讲到的都是奇经八脉。接下来讲十二正经。

胃经起于鼻子两侧的迎香穴，向上走，交頞（è，鼻梁的意思）中，所以整个鼻子的外形都由胃气所主。頞中又叫山根，山根也叫祖窍。古代算命算一个人的官运如何就看这里，就是看你的"德"够不够。胃经的另外一支走脸，我们前面讲过，胃主血所生病，真正的血的来源是胃。所以，一个人的胃气要是充足的话，脸也会很红润。然后胃经继续走到额头，整个的额颅至头顶也都属于胃经。

膀胱经起于内眼角的睛明穴，向上至额头，与督脉交会于头顶，然后入络脑，所以脑髓的病变还与膀胱经有关。小时候我们做眼保健操经常会揉按到的睛明穴就是膀胱经的起始点。

脸的两侧行走的是胆经，大肠经则走鼻子，它在人中这里有一个交叉，左手经脉行于右侧，右手经脉行于左侧，上行后止于迎香。小肠经上行到面颊，一条分支从面颊分出，上行至颧骨、鼻旁，止于内眼角。

面色

我们看一个人，通常先要看他的脸色，用专业一点的词叫作面色。那从面色上可以看出什么呢？中医里讲，"望而知之者谓之神"，从面色就可以看出一个人的病象。我们下面一一讲解都有几种病象。

首先是**面尘脱色**。面尘脱色的"脱色"是什么意思呢？脱色的一个解释是指没有颜色，脸色一点儿都不红润了；还有一个解释是说没有表情，就是人如果血不足，那么就会连表情都没有了。古人曾经说，大丈夫要"喜怒不形于色"，就是说一个人要能沉得住气，不要表现出来。"喜怒形于色"在中医里讲就是肾精不足的象。有些女孩子动不动脸呼的一下就红了，这就叫喜怒形于色，就是说马上就会让人看出你的羞怯来，或者你根本就收不住这个脸色，这是沉不住气的一种表现。而做大丈夫的就要高兴与否根本看不出面目表情。面尘脱色在中医里边指的是肝病，是血虚不能上荣之象，就是血太虚了，导致脸上没有了表情，同时面色惨白，甚至口唇都是惨白的颜色。

还有一种叫作**面如漆柴**。这是肾病的表现。漆柴是什么样子呢？就像刚刚上过一层漆的柴火一样。年长的人都知道，过去人老了家里都要准备棺木，棺木是极讲究的，要一层一层地打磨，然后再一层一层地上油漆，每年漆一次，最后上了 10 年或者 20 年油漆后，棺材的外观非常之亮，叫作光可鉴人，这样才算好棺木。这也就是说，哪怕是黑，也必须是很有光泽才好。

在中医里，人的神就像蜡烛的光一样，是可以表现出来的，人脸上的光泽就是神的外现。如果你的脸像脏兮兮的木头上刷了一层黑油漆，既黑又暗，还很憔悴，没有一点光泽，就是肾病的象。五行中，黑色为肾所主。

如果面红，并且眼珠子发黄，这是心包经的病。这样的人老有点喜笑不休。

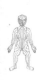

还有一种叫**面微有尘，体无膏泽**。这种面相是什么样呢？就像人的脸上蒙了一层尘土，身体也一点儿都不滋润了。这实际上是胆气被郁，胆经生发不起来，精气不能上荣到身体的各个地方的象。

再有一种叫颜黑、魟朏。这是什么病呢？颜黑属于胃肾病，这样的人整个前额都是黑的，前额为脾胃所主，前额发黑是肾水上泛的象，也就是水反侮了土。如果前额黑，同时还出现衄血，这是太阴脾不能统血了。人的血应该是下行的，如果从上面的鼻子里冒出来了，就是脾不能正常发挥统血的功能所致。

如果一喝酒特别容易脸红，那这种人就属于肝有病，为厥阴肝经收敛不住造成的病。要是喝酒全身红，更是肝功能出了问题。这是一个很严重的问题，我们在现实生活中一定要注意。

此外还有"**肺热者色白而毛败**"，就是人身体上的汗毛卷曲、不润泽。"心热者色赤而络脉溢"，就是脸上有红血丝。"肝热者色苍而爪枯"，爪枯就是指甲出现问题。凡是指甲的病都是肝病。指甲上有竖棱儿是肝病，是肝气被郁的象；横棱儿是肝病好转的象。"脾热者色黄而肉蠕动"，因为脾主肌肉，脾有病的人脸和眼皮的肌肉总会不自觉地抽搐，这都是脾中风的象。"肾热者色黑而齿槁"，就是有肾病的人不仅脸黑，而且连牙齿也会干燥、枯槁，容易碎。这些都在《黄帝内经·素问·痿论篇》中提到过，有兴趣的读者可以翻看原著。

眉毛

◆人为什么长眉毛？

眉毛和眼睛经常出现在文学作品中，比如古词有："水是眼波横，山是眉峰聚。"眼睛常被比喻为秋水，眉毛则是水边的风景，假如没有了风景，也就不能显现水的柔美了。

"眉"字的由来是取之于妩媚之意。我们脸上最有表情的地方一定是眉眼之间。眉梢一挑，表情就特别丰富。古人讲眉目含情，眼睛是含情的，但是要表达这份情，在很大的程度上依托于眉毛。《红楼梦》中贾宝玉第一次看到林黛玉的时候，马上就被林黛玉那微微蹙着的眉头所吸引，于是依此给她起了一个号，叫作"颦颦"。如果我们观察下动物就会发现，动物的整个脸上的毛都是乱糟糟的，只有人的眉目是很清秀的，眉毛是眉毛，眼睛是眼睛，眉目分明。所以人是最能够表达自己感情的动物。

为什么人会长眉毛？从外在功用来说，眉毛可以挡汗、挡脏东西。从中医的角度来讲，人体中皮主收敛，毛主发散，人要活着必须皮大于毛，不能过分耗散，只有多气多血的地方才会生出较浓密的毛

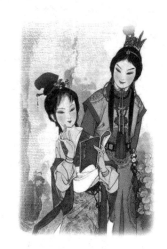

贾宝玉与林黛玉

发。在人体中，凡阳气生发足、血足的地方都会长毛，比如像眉毛、阴毛，以及身上的汗毛。眉头与膀胱经相关，膀胱经主一身阳气，眉毛中间由阳明胃经所主，阳明胃经是多血的。眉梢由小肠经所住，小肠经也是太阳经，是多气的经脉。

眉毛与性格有什么关联吗？因为眉毛是生长在多气多血的地方，我们人类又是通过眉毛来表达情感的，所以眉毛的形状、浓淡是能反映出一些人的性情的。比如眉毛很浓密的人，一般性格上属于比较爱操心的，因为这样的人气血很足，所以就爱多管闲事，也有多余的精力去操心；眉毛很淡的人，气血就不足，心也就会很闲散，懒得管事；有的人眉毛前一半浓，后面转淡了，一般是老来清闲的命；有的老人经常会长出几根很长的眉毛，叫作寿眉，就是说他的气血还算充足，阳气还有能力外散，阳气足，人自然就长寿。

古代的命相书中有很多关于眉毛与命运的说法，写得很好玩儿，有兴趣的读者可以找了看看，在此就不再宣扬"封建迷信"了。

◆ 眉毛的疾病——大风病

眉毛脱落是气血大伤之象，古代叫作"大风病"，就是我们现

代医学所说的麻风病。麻风病在现代已经很少见了，但在古代为多发病。古人一旦发现有人得了此病，就会将他送到荒山里或者荒岛上，任其自生自灭，以免传染他人。这种疾病的一个表现就是眉毛的脱落。

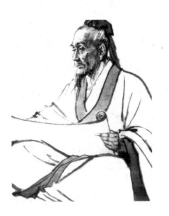

张仲景像

汉代医家张仲景就曾遇到过这样的病人。张仲景有一次见到汉代著名的建安七子之一王粲（càn），发现他有得大风病的征兆，就对他说你以后会得一场大病，我可以治此病，你如果吃了我的药，就可保无恙。但当时王粲正是少年得志、春风得意的时候，年轻气盛，哪里相信张仲景的话，虽然碍于情面接受了药方，可回去就扔掉了。几年后张仲景再见到王粲时，问他你吃了我开的药了吗？王粲说，吃了。张仲景说，从你的面相上我就知道你一定没有吃药。你记住一句话，20年后，你的眉毛一定会脱落，然后再过半年你必死无疑。事情果真如张仲景所料，20年后，王粲一夜间眉毛全部脱落，再过半年就去世了。

中医是很注重观察万事万物的，它可以从很细微的地方看出一个人身体健康的状况，所以我们在日常生活中也应该注重观察细节，随时了解自己身体的动向。

颧骨

生活中我们常有一种说法，"颧骨高的女人命不好"，那么颧骨的高矮真和命运有关联吗？中医讲，小肠经循行经过颧骨。小肠经斜络于颧，小肠经在中医里归属于太阳。颧骨高一般阳气特别足，像这种女人大多有些心高气傲，她们往往对于人生有更多的追求，感情生活也就有可能出现更多的波折。女人40岁以前的面相是爹妈给的，40岁以后的面相是自己修的，所以如果女人到了40岁以后能把自己的心态调整得当，面相就会圆润一些，不再是以前那样凹凸不平、颧骨很高的样子了。

颧骨这儿的病主要是长蝴蝶斑。这属于小肠病，是肠胃吸收功能不好，体内的垃圾代谢不掉，都堆积在这里造成的。所以对于蝴蝶斑去美容是没有用的，一定要先调理肠胃，把肠胃治好了，蝴蝶斑自然就会好了。刚生完孩子后的妇女常会长蝴蝶斑，这与产后妇女所产生的焦虑影响到小肠的吸收功能有关。而不懂医理的话，这些长蝴蝶斑的年轻妈妈们经常是越长越焦虑，最后导致一个现在很常见的疾病——产后抑郁症。对于这种病人，要先治肠胃，让她的消化吸收好起来，身体变强壮一些，垃圾就不会再堆积了，心情也会变好，就不那么抑郁了，斑自然就会消掉。

女子小肠经气有问题长蝴蝶斑，男子得了小肠病不走颧，而走腮帮子和肚子。所以男人腮帮子这里的胖叫颌肿，肚子大叫"腹若垂囊"。现在老管肚子大的老板叫"大款"，看着这些大肚子老板整天好像挺风光的，其实古代相书里说这样的人都是贱命，因为他们整天奔波，疲于应酬，把自己的肠胃全搞坏了，对自己的身体一点都不好。所以我们老百姓穷是穷点，咱不得这病，挺好。

脸颊

经过脸颊的经脉中，大肠经是走脸颊的，大肠经"贯颊"。"颊"字在《说文解字》里解释为：面旁，就是指脸的两侧，从眼到下颌的部分。小肠经循颈上颊，当它有病的时候就会"嗌痛颔肿"。"颔"就是俗话说的下巴颏子。过去赵本山的小品里边说"脸大脖子粗，不是大款就是伙夫"，那么这里脸大脖子粗的"脖子粗"，其实是颌肿，是小肠吸收不好所造成的病。这种人的脸显得特别大，两个腮帮子都胖得嘟噜下来了，这是小肠病。

胃经起于鼻交頞中，循颐后下廉，至额颅。"颐"这个部位在哪里？我们只要把手捂在脸上，当你微微笑一下的时候，脸上会动的那个地方就叫作颐。所以我们懂了这个"颐"字，也就懂了颐和园名字的意思，我们一走进颐和园心情就会一下子特别的宁静，特别的柔和，就是一团和气，使人很自然地微笑，而不是大笑，大笑叫"过喜则神散"，过喜则人的神就散了。

人中

我们讲脸部经脉循行的时候说过，大肠经向上入下齿中，然后出来绕行于口，交人中，左之右，右之左，上挟鼻孔。现在我们就来讲讲人中。

人中这个地方有很多的名称，比如寿宫、子庭。一个人的气血怎么样，子嗣多不多，女性月经调不调，男性生殖器行不行，都可以通过人中有所反应。所以人中这个地方很重要。中国古代看面相要看"一凸起，一凹进"，一凸起指看鼻子，一凹进指看人中。

人中为什么这么重要呢？因为它是任脉和督脉在人脸上的一个交汇的沟渠。由于任脉主血，督脉主气，所以人中这个地方就是气血交通的沟渠，从这里就可以看出人的气血的水平。

那为什么叫寿宫呢？如果一个人的气血特别足的话，就会特别长寿，所以这个沟渠就应该是长宽深的；还由于督脉主男性的生殖，任脉主女性的生殖，如果一个人的人中长得好，就说明这个人的子嗣会非常的多，孩子个个都会很健康。所以，从人中上就可以看出我们人体的健康水平。假如人耗伤气血耗得太厉害了，人中就会平掉；但只要好好去休息，好好去养，那人中最起码能宽一点、深一些。所以，在中医里人中这个地方很重要，比如人昏倒了就会去掐人中来急救。

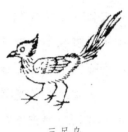

三足乌

在书的上一章中我们曾经讲过提肛术，如果经常练的话，人的精气就会足起来，人中的象就会慢慢地好起来。为什么这样做会对人中有好处呢？中国古代认为，人体前后阴之间有一个会阴穴，从这里生出来三条经脉，分别是督脉、任脉和冲脉，这叫一源三歧。其中督脉主气，任脉主血，冲脉主性。人就活在这三条经脉上。

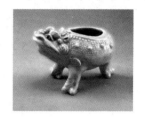

三足蟾

中国文化处处都是相通的，像中国的神话传说全是人类关于生命的最初的一种想象，里面有关于太阳、月亮的故事。如果有人想了解一下可以去北京首都机场，那里的墙上画了关于太阳、月亮的传说。太阳里边有一只乌鸦，但是这个乌鸦很奇特，叫"三足乌"。

月亮里面有一个蛤蟆，叫"三足蟾"，也是三只脚，这都与人活在这三条经脉上是一回事，天地人都是一个象。关于月亮和太阳的想象都是从人身体里来的。可以说传统文化一切的出发点是"人"，包括我们对一切情绪的表达都是从人的感觉出发的，我们要了解和认识到这个核心！

人的根本也是三足，人的三个足就是督脉、任脉和冲脉，这三条经脉就决定了人的生死存亡。讲人中要从会阴讲起，因为会阴是人之根，就像日月的精华一样，这个地方是人的精华。三条经脉从会阴里面出来，然后在人中这个地方汇聚，所以这就是中国古代相法上为什么重视人中的道理。正是这三条经脉汇聚在人中，所以人中这里汇聚了气、血、性，它就成为气血交通的"沟渠"。

人中这个地方越长、越宽、越深越好。长，代表气血交通的路途长。宽、深，代表气血的量大。人体的根全表现在人中，所以人中又叫"立人"。你这个人怎么样，精气神怎么样，看人中；你这个人寿命怎么样，看人中；你这个人子嗣怎么样，还要看人中，全因为这里的气血性都是从人的根而来。

不过人中的长短是不可修的，基本上出生时是什么样，就是什么样。但是宽、深可以修。怎么修？就是要能藏得住气血，别毁了这个根。所以我们开玩笑时经常说，假如你今天娶完了老婆，还外面包二奶、三奶，不出多久你的人中就平了，因为你不能保精啬气了。所以，只要人中平，就是气血有损伤。有的人说我从没乱来，怎么人中还是平的？中医里有暗耗肾精的说法。比如说，你赚不着钱天天发愁，这就属于暗耗肾精，所以我们万事要想开。

从面相上讲，与人中过长的人交往要小心，人中长的人叫"驴唇"，是大富大贵之相，这种人很爱管事，成大领导的概率高。如果你要跟一个人中很长的人合作，你要注意一点，就是最后绝对是他说了算，所以你跟他合作之前要想清楚，得把权全交出去，你要是压根儿不爱管事，就全交给他也挺好，因为这种人绝对会把事办好。所谓"驴唇""地包天""天包地""兜齿儿"什么的，都是身体血气的一种外现，性格和身体造就了这样的人气势比较旺，一般善于管理，能成大事，所以没事儿别老去治，这也算是一种命。

嘴唇

◆ "迎粮"之道

嘴唇的两边有两个穴位，叫作迎粮，鼻翼两旁叫"迎香"。通过名字就彰显得很清楚，鼻子是闻香气的，嘴是吃粮食的。古人认为，人的嘴巴最关键的作用就是要用来吃

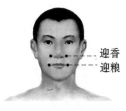

迎香穴与迎粮穴示意图

粮食的，所以这个穴位叫"迎粮"，不叫"迎菜""迎水果"什么的。

我们现在很多年轻人都不好好去吃饭，这其实是一个很大的问题。在传统文化中，一再强调一定要好好吃饭，而这里所说的饭指主食。古代人不懂得什么叫维生素，但是那时的人知道米和面有一个特性，它是种子，种子就是只要种在地下，就能够生根发芽，生长出来。所以中国古代的饮食文化强调的是要吃种子，要吃这些能够继续生发的东西。这是我们传统文化的要点。

说到吃种子的问题，我要特别说一点养生之道。秋天是收获的季节，是粮食丰收的时候，这个时候年轻人可以去吃新打下来的粮食，新的种子，可是恰恰老人就不可以吃新粮，这是为什么呢？因为新打下的粮食的生发之机太旺，如果老人吃了的话，容易引发他的宿疾，意思就是老病根儿容易被勾出来，所以老人到了秋天在饮食上还是要偏于以旧粮为主，不要过度地吃新粮，这是养生的一个很重要的原则。我们中国人讲究行孝道，有"百善孝当先"的说法，但我们首先要懂得如何行孝道，是否能吃新粮这点事也是这样，所以我们要多学中医，多长知识，更好地行孝道。

现在经常有人说："我孩子胃口特好，特别能吃，鸡腿一顿能吃好几个！"我们要记住一点，鸡肉还是少吃为妙。因为鸡为火性，也为发物，多吃只会让孩子越来越胖。而且古人认为年轻人多吃肉容易引发性欲，所以最好的原则还是少吃肉。

现在的肉很多炖出来都不香了，其实这也是动物元气不足的缘由，就跟中药里的药渣似的，没有营养了。元气是藏于肥肉和皮相交接的膜里，所以肥肉上边膜的那部分一般都好吃，比较香。这也告诉了我们不要盲目减肥，过分追求苗条。减肥就是把人体的油脂全消耗掉了，而减的地方恰恰是人藏元气的地方，所以必然伤害了我们的身体，要靠锻炼的方式减肥，而不能靠快速去油脂的方式减，那样会使人得怪病、奇症。

那我们经常说的肿又是怎么一回事呢？水肿是元气不足，湿气又重，阳气不足，又带不走湿邪所致。手指头压在皮肤上，气不能把它顶起来，皮肤失去了弹性，压下去就起不来了，这就叫肿，就是里面没有元气了。

所以，我们人不管怎么吃都要懂得一条：为什么叫迎粮穴，为什么一定要吃粮食，自古就有道理在里边！过去连强盗都说"盗亦有道"，强盗都有道，更何况我们呢！所以这就是我们人的生活之道，我们要明白，生活之道到底在何处！

◆嘴唇病症——口腔溃疡

嘴唇这里主要与两条经脉有关：肝经环唇内；胃经也是从这里经过。所以，假如嘴巴出现了歪斜的现象，就是胃经病，是胃气被郁的象。如果一个人老是生气的话，平常表情还不会显出口歪的象，但只要一笑，你会发现嘴斜得很厉害，这就是胃气不舒造成的，是胃经的病。同时，脾开窍于口，如果嘴唇不丰满、不滋润，这就是脾病。

讲到嘴唇，我们顺便提一下，人体里边还有哪部分是脾所主呢？是牙龈。牙龈能够包住牙齿，中医里就叫作土克水，在这里，克是能够制约的意思。因为牙齿是肾的花朵，是肾精的外现，肾的五行属性是水，脾为土性，这就是土克水，所以它就能够包含住牙齿。如果人的脾和肾都衰败的话，牙龈就会流血，牙齿也会渐渐松动。因此，我们说身体的健康标志之一就是牙龈要丰满，同时又不会过度的生长，颜色也要正常，刷牙的时候不流血，牙齿健壮、不松动。

常见的嘴唇疾病，是口腔溃疡。中医里，凡是长在外面的疮疡，都称之为阳疮；凡是长在里面的，称之为阴疮。阴疮是阳气不足造成的。这种口腔溃疡表面上看是一种很小的病，虽然会对我们的生活造成一点儿影响，但人大都会忽视它，要么不去看医生，要么随便吃点药。实际上，如果不是单纯的胃火上攻导致的溃疡，而是经常反复的话，那大多数情况下都是身体很虚弱的表现。比如说艾滋病人就会经常出现非常严重的口腔溃疡，久治不愈，吃什么药都没有用，这就是他的气血严重不足的象。

中医里讲"胃主血所生病"，胃经环唇，而肝经环唇内，肝主藏血，所以口腔里面的溃疡主要是血不足引起的。血的输布能力不足，或者肝都无血可藏就会出现口腔溃疡。

还有个常见病症，妇女在怀孕期间如果出现口腔溃疡，这实际上也是血不足的象。我们曾经讲过，生养孩子靠的是"父精母血"。女子怀孕后养育胎儿，全要靠血的充足。如果母亲的血不足，口腔都养不了，出现溃疡了，那她能拿出来养育胎儿的血也肯定不足，血不足孩子就容易出问题，甚至有可能会造成胎儿的一些病变。所以口腔溃疡其实是一个很大的问题，大家千万不要小瞧它。至于舌头溃疡，主要是心血不足造成的，心开窍于舌，嘴唇内则是脾胃和肝的问题。

怎么治，怎么养呢？当然还是要恢复脾胃的功能，天然的维生素都在五谷杂粮里，所以根本原则还是好好吃饭，不偏食。

第三章　咽喉

咽喉要道

　　我们不要小瞧了咽喉的问题，咽喉的病都是大病。为什么有"咽喉要道"之说，因为咽喉离人体最重要的器官——脑袋最近，走咽喉的经脉一共有八条之多，所有上脑、上头的经脉，全都要经过咽喉。人脑袋的病都跟咽喉和颈椎有关，那么咽喉就成了一道屏障，来阻挡疾病的上行。

　　我常说人的身体比大脑更聪明，因为我们的身体知道人的大脑是要用来思考、用来学习的，不可以破坏它，所以我们的身体就安插了咽喉这道天然屏障在这里，把一切的病症和邪气拦在这里，阻其上行。咽喉病实际上是在帮助我们拦脑病，故我们要重视咽喉疾病，要及时地去医院治疗咽喉疾病，否则疾病再往上走，就到了脑子，那样，就会对人造成极大伤害。

　　何为咽喉？咽喉实际上由咽和喉两部分组成。《黄帝内经·灵枢·忧恚无言篇》中说："咽喉者，水谷之道也；喉咙者，气之所以上下者也。"《重楼玉钥》则说："咽者胃之系，喉者肺气之所通。"意思就是咽是食物上下的通道，咽是走两边的；喉是走中间的，喉主声音的，所以它是气上下的通道。这里明确指出了咽与喉的不同之处。

　　我们来举个很有意思的例子。平常我们照相的时候爱说"茄——子"，为的是表情好看。古代人不说"茄子"，"茄子"这个词的发音导致的面部表情还是有点僵硬，不自然，那么他们发什么音呢？不发"喉"这个音，"喉"走中间的，而"咽"这个字的音是走两边的，当然也不发"咽"这个字的音，怪傻的，是发"银"这个字的音，这音是走两边的，发"银"这个字的音时就笑得最好看，这叫"银然而笑"。为什么是"银"的音，因为发这个音的时候首先人会低头，低头就代表谦虚，这符合中国传统文化的本性。而且女人低头的瞬间最温柔，我们不都喜欢温柔的女性吗！发"银"这个音时你会发现，低头时我们会自觉地稍微把眼睛抬起来点，而这时我们张开的嘴也恰恰会露出八颗牙齿，不多不少，正好八颗，这时最好看。

其实我们中国的传统文化中有非常多这样有趣的例子。比如说孩子的"孩"，《说文解字》中解释孩子的"孩"的意思就是"小儿笑"。你要是想让自己照相照出来的表情显得憨直、纯真，就发"孩"这个字的音。因为小孩子笑的时候就是"嗨嗨，嗨嗨"的，一看就是没什么心眼，特单纯，所以小孩子就叫"孩"。你想照得显憨直点，就发"孩"的音，你那表情别提多纯真了。孔子嘲笑他的学生子路时，叫作"哂之"，意思就是你这一介武夫，什么都不懂，就爱抢话。我们很多人不懂"哂之"的意思，其实就是嘲笑，你看发"哂"这个字音的口形，就是很含蓄的嘲笑，有这表情意思就出来了。中国古代就文字的发音这点事，就有很多有趣的故事和深刻的意境，知道这些就能丰富我们的知识，完善我们的人生。

咽是食物上下的通道，它的问题就涉及食道的问题，那么它就跟胃气很有关系。喉是气上下的通道，所以喉跟肾和肺有关系，因为肺是主一身之气的。那走咽喉的八条经脉分别是什么呢？

第一条是肝经。肝经走喉咙的后面，肝经在中医里称之为厥阴，所以

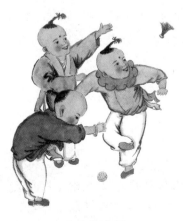

儿童嬉笑图

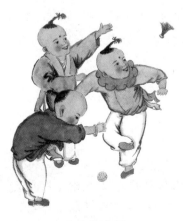

它在最深层，在后面，从喉咙之后入颃颡（háng sǎng），直接入脑，脑子上的血都是从肝经这里走上去的。所以，如果肝经不畅，喉咙后边那部分就会有特干的感觉，就会出现口苦口干的症状。

第二条是肾经，肾经也叫"循喉咙"。循是什么意思呢？循就是走一圈儿的意思，"循"字实际上是从"旬"来的，我们都知道，一旬为十天，一个月为三旬。古代的军队为什么叫"军"？走一圈的车叫"军"。古代的军队在停留驻扎的时候，用军车摆一个圈，两个车辕一相对，就形成了门，过去老戏里就有"辕门斩子"这一出。所以"军"字是这么来的。我们经常说的咽肿就是跟肾经有关，气只上不下了，而肾经在喉咙这里要走一圈，所以脖子这里就会出现整个的咽肿。

"车"字金文

然后还有三焦经，也走咽喉。另外还有小肠经，小肠经是循着咽往下走的，循咽下膈抵胃至小肠。此外还有胃经，胃经也是走咽喉的，我们有时会出现颈肿，脖子变粗，舌头也会跟着麻痹，这就跟胃经有关。胃火是主阳明燥火，所以如果胃火上逆，不能降的话，就会把脖子这里给憋粗了，然后又得不到津液的滋润，慢慢地喉咙就会得很重的病。

脾经也走咽喉，脾经是挟咽的，所以如果咽的两边疼痛就为脾经所主。此外还有心经，心经也是挟咽的，走两边，如果喉结以上痛的话跟心经有关。还有一条走咽喉的经脉是督脉，督脉是上贯心入喉，所以如果心力衰竭的话就会在咽喉这里出现症状。

咽喉病

咽喉的疾病我们是不可以忽视的。日常生活中如果咽喉疼了，我们经常会含服一些咽喉片类的药，实际上这些药主要起暂时麻痹咽喉的作用，治不了根本，而且这类药偏清凉，容易造成更大的咽喉病，所以我们要特别注意。

◆ 瘿（甲状腺）

中国古代管甲状腺类的疾病叫作瘿病。比如人要是高兴了，那么脖子就会细一些；但要是生气了，脖子就被憋粗了，这就叫气瘿，属于瘿病，俗称"大脖子"病。假如脖子粗且很坚硬，就叫石瘿。大脖子病在过去被认为跟饮水有关，特别是那种山上的水，俗称弱水，这种水所含的矿物质偏少，容易造成脖子上的病。

凡是得甲状腺疾病的女性，首先要做的就是改变性格。因为这类女人一般都心高气傲，太过要强，争强好胜就容易郁闷，导致得大脖子病，其实何苦呢？不如我们积极地改变一下自己的性格。

◆ 瘖（失音）

失音就是突然地说不出话来，它是由几种原因造成的：一种原因是所谓的阳盛已衰，阴精收不住阳气，阳气突然地暴长，暴瘖（yīn失声的意思），所以失音也叫暴瘖症，是由肾虚造成的；另一种原因是由于生气，突然来了一场大郁闷，再加上受寒，外感寒邪，邪气停留在了咽部，出现失音；还有一种失音是不用去治的，就是有些怀孕的妇女，在怀孕九个月的时候，会突然地出现说不出话来的现象。《黄帝内经》里曾解释说，是由于胎儿压住了母亲的肾经，因为肾经连舌本，所以，如果胎儿压住了肾经的话，就有可能使得孕妇一时说不出话来。所以这种失音是不用去治的，只要生完孩子自然就好了。

◆ 咽炎

日常生活中咽喉肿痛的病我们应该怎么去处理呢？比如说像小孩子出现咽炎的话，如果过多服用消炎药，可能会导致病情的加重，因为这类药的药性偏凉。我们可以采取在少商穴和商阳穴放血的方法。

少商穴是在拇指上、指甲外边一点，它是肺经的末梢，属于肺经

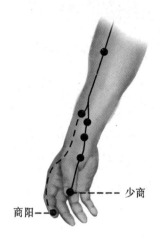

的一个穴位。商阳穴是在食指上，它是大肠经上的穴位。中医里讲，肺与大肠相表里（在《黄帝内经》中，称外部为表，包括皮毛肌腠；称内部为里，指体内脏器。比如，大肠与肺就像是一对夫妻一样。夫病了，妻子就愁苦；妻子病了，夫君也不舒服，它们之间总是在相互作用、相互影响。所以，在治病时，可以利用这两个脏器的相互关系来治病），它们是互通的。那么如果肺气上壅，造成的这种咽喉的病变，就可以使用三棱针把这两个穴位刺破，挤

商阳—— 少商

少商穴和商阳穴示意图

出一点瘀血来，就能够马上缓解咽喉的肿胀，这种方法很有效。当然，这种方法对我们普通家长来说有一点困难，因为会心疼孩子，下不去手，特别是孩子大哭时就更下不去了，可是仔细想想，去医院打针也一样会哭，在这里扎两下省却了不少事。当然，假如自己下不去手的话，能找个学医的人来帮你做最好不过。

还有一种治疗方法是耳尖放血，就是把我们的耳朵捋过来以后，耳后会发现有青筋，青筋实际上就是带黑血的络，络脉的络。过去民间老太太们的治法就是在这里扎破了放血，就能够削减嗓子的病痛。这是为什么呢？因为中医认为嗓子的疼痛，是跟三焦之火有关，三焦火往上壅，所以在这儿把火放开就可以了。当然，我们要注意，这个方法一定要得到专业人士的帮助，否则要是出现感染的话，会很麻烦。

扫码观看视频第十讲：

五官（下）

第四章　颈椎

颈椎经脉循行

经过颈椎的经脉一共有六条，它们分别是：督脉、膀胱经、三焦经、小肠经、大肠经和胆经。

颈椎是人体最脆弱的地方之一。就人体而言，前面最重要的是咽喉，后面最重要的是颈椎，中段最重要的是腰。我们在第二章里讲过，脑子的病跟咽喉、颈椎都有关系。此外，我们人体很多上半身的疾病，比如胸闷、头晕一类的疾病也与颈椎有关。而腰主腿的疾病，假如我们的腿要是有了病的话，那么基本上先检查的是腰。

颈椎养生之道——龟息法

在日常生活中，颈椎采取什么方法进行锻炼比较好呢？在中国古代，有个特殊的方法叫龟息法。要想了解龟息法，可以在家里养一只小乌龟，仔细观察乌龟是怎样活动它们的脖子，然后进行模仿。

在中国古代，占卜常采用龟板和蓍（shī）草。那么为什么要选择这两种东西呢？乌龟是自然界中的长寿动物，长寿和占卜又有什么关系呢？因为如果长寿，那么所经历的就多，见多识广！而且乌龟背圆，底板方，正好符合古人认为的宇宙天圆地方的形象，所以乌龟在

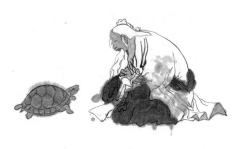

古人向乌龟学习龟息法

古代被视为灵物。蓍草是一种茎上长着白色绒毛的草，据说可以活好几百年，而且入冬不死，不像其他的草都是"一岁一枯荣"。蓍草有一个特点，就是所谓的"缩酒之功"。古代讲究祭祀祖先，只要把酒倒在蓍草上，瞬间就能被吸干（因为蓍草本身含水少，而且遍布绒毛能吸水），老百姓因此就认为自己敬的酒被祖先们在天之灵享用了。所以蓍草也被视为灵物。在蓍草占卜中蕴藏着中国的天地人三才思想和中庸思想。这里就不多说了。

我们回过头来还是说乌龟。过去大户人家建房子，房子的几根大柱子底下一般都要压乌龟，因为古代人建房子都是长远计，希望房子能够世世代代地传下去。而这些被常年压在柱子底下的乌龟，很多常年不吃不喝仍然得以存活，这是什么原因？这跟乌龟的特殊呼吸法有关。我们可以向乌龟学习养生，乌龟的脖子经常是一伸一出、上下左右地转动，人也经常这样做就能锻炼颈椎，就能养生，而且没准儿练着练着慢慢地连饭都吃得少了，既省粮食，又减肥，还长寿。所以买一只乌龟能给全家人治病，何乐而不为！

现在，社会上正在兴起一个对脊柱进行整理的方法叫整脊法。对于人体来说，脊椎非常重要，比如说像心脏病、颈椎病，都有可能导致手指麻木。还有头疼等疾病也往往与颈椎有关，有可能是脊柱的小关节错位了，那么最好是找专业的技师来帮助整理脊柱，对于脊柱的小关节错位的问题，把它推回去就可以了。

我们还要注意的一点是不要伤后背。很多人打孩子打后背，以后不要这样做了，五脏的很多经脉都集中在后背上，人的后背有许多成对的神经，打这里会直接影响到包括心脏在内的很多脏腑神经。

在现代社会，很多人被颈椎病所困扰，这与很多人的不良生活习惯有关，例如长时间的伏案工作。那么可以采用按摩的方法来解决这个问题。但在这里我需要强调一下，就是中医认为，虚证不按摩。那么什么叫虚证不按摩呢？就是说对于虚证，按摩完了之后，第二天会更加的疼痛。按摩是一种非常好的治病方法，它实际上是中医里最基础也是最高妙的一种方法，但是找按摩师很重要，一定要找那些懂经脉的按摩师。按摩不能伤着骨头，就是从肉的层面去把它放松的方法。如果人的阳气太虚，如膀胱经气虚的话，那么椎间隙之间就会有压迫，这种压迫日积月累，就会造成椎间的骨刺一类的病。那么像这种虚证怎么去治疗呢？最好的方法还是应该吃药，吃对了药把阳气、元气恢复好了以后，元气慢慢会把椎间隙中间那个像气球一样的东西给顶起来，这样它自然就能够复原了。所以，不能单纯只靠按摩来解决颈椎的问题，要对症下药，根据个人的实际情况来操作。

第五章 两臂 两手 两腋 两胁和两肩

第一节　两　臂

两臂的经脉运行

　　两臂的经脉涉及肺经、心包经、心经、大肠经、三焦经和小肠经。

　　手臂前缘走的经脉分为上中下三个部分，分别是肺经、心包经和心经。手臂前缘的上部由肺经所主，一直通到大拇指，达少商穴。中线走的是心包经，通到中指。下线走的是心经，通到小拇指。所以在人的五指当中，大指走的是肺经，中指走的是心包经，小指的里侧走的是心经。比如，日常生活中有些人常有掌中热的毛病，这一般是跟肺经、心包经或者心经有关。

　　手臂后缘分别走大肠经、三焦经和小肠经。手臂后缘的上面（外侧），走的是大肠经，通到食指。因为肺与大肠相表里，所以如果我们的食指有不灵活的问题，是跟大肠经气不通有关系。后缘的中间走的是三焦经，到达无名指。后臂的下缘包括肩膀一带，走的是小肠经。我们肩颈的一些毛病跟小肠经有关。小肠经在中医里属于太阳，所以一些阳虚的症状反映在小肠经上。

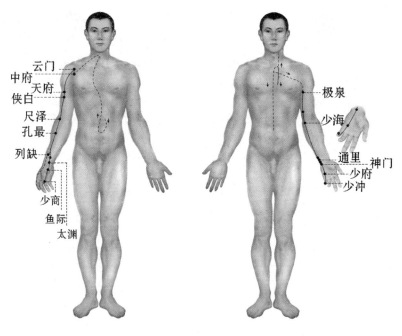

云门
中府
天府
侠白
尺泽
孔最
列缺
少商
鱼际
太渊

手太阴肺经示意图

极泉
少海
通里　神门
少府
少冲

手少阴心经示意图

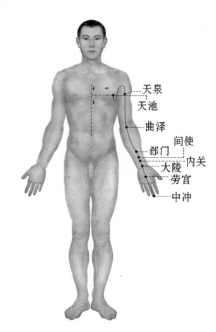

天泉
天池
曲泽
间使
郄门
内关
大陵
劳宫
中冲

手厥阴心包经示意图

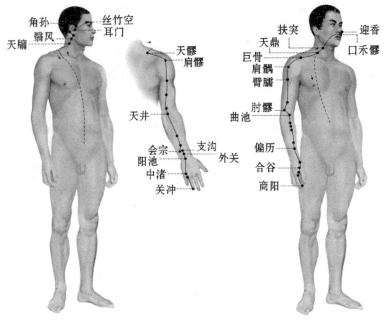

手少阳三焦经示意图

角孙　丝竹空
　　　耳门
翳风
天牖

天髎
肩髎

天井

会宗　　支沟
阳池　　外关
中渚
关冲

手阳明大肠经示意图

扶突　　迎香
天鼎
巨骨　　口禾髎
肩髃
臂臑

肘髎
曲池

偏历
合谷
商阳

从
头
到
脚
说
健
康

116

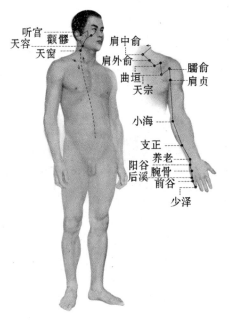

手太阳小肠经示意图

听宫　颧髎　　肩中俞
天容　天窗
　　　　　肩外俞
　　　　　曲垣　　臑俞
　　　　　天宗　　肩贞

　　　　　小海

　　　　　支正
　　　　　阳谷　养老
　　　　　后溪　腕骨
　　　　　　　　前谷

　　　　　少泽

综上所述，我们每只手臂前缘有三条阴经，后缘有三条阳经，一共六条。如果一个人没事老爱摆着"交两手而抱"的姿势，是肺虚的象，要格外注意。

两臂的保健方法——拍心包经

◆拍心包经可化解心郁

在日常生活中，对于两臂我们采取什么样的保健方法呢？可以采用拍心包经的方法。

首先要说一下按摩的原则。一般来讲，按摩按里侧就可以了。像拍心包经就是走阴而不走阳。为什么走阴不走阳呢？因为阴是为血，它不容易动；阳气为气，易动，所以只要把阴经活动开了，阳经自然就能走通了。

拍心包经首先要掐住腋窝下的极泉穴，极泉穴为心经上的穴位，是一个解郁的大穴。如果人经常郁闷的话，就有可能在腋窝下长出一个包来，这是心气被瘀滞的象。把极泉穴弹拨开了以后，就能逐渐化解了包。

如何衡量是否弹拨到了极泉穴呢？当我们弹拨腋窝下的一根大筋的时候，出现无名指和小指发麻的情况，就是弹拨对了。然后在这里多弹拨几下，同时用空拳沿着手臂的中线慢慢地拍下来，就能够化解心郁。

◆心包经与心经的关系

下面我们分析下心包经和心经间的关系。《黄帝内经》中认为，心经是君主之官。君主之官就有个特性，就是君主不受邪。心包经相当于心经的外卫。外卫是代君受过者，就好像过去的宦官。如果君主有了什么问题，我们是不能去打君主的，就是不能直接去打我们的心脏，那会更加危害我们的身体，但是，我们是可以去打宦官，宦官就是替君主受过的，所以我们就可以去拍打心包经。我们平常可以多弹拨腋下的极泉穴，然后拍打两臂前缘的中线，这个动作对缓解心经瘀滞等多种疾病很有好处。

在心包经上还有一个非常重要的穴位——膻中穴。这个穴位于两乳的正中线。膻中也是解郁的大穴。在日常生活中，如果我们被气着了，经常会不自觉地拍打自己的胸膛，实际上这就是在拍打膻中穴。中医里认为心包主"喜乐出焉"，就是我们的快乐都是从胸口的膻中穴这里出来的。所以，我们有句老话——心花怒放。心花怒放的着眼点就是指膻中穴。膻中对于人体是非常重要的地方，西医的角度就相当于胸腺。

胎儿在母腹中时有一个很大的特性，就是胸腺特别巨大。当小孩子一出母腹以后，首先萎缩的就是胸腺，而且是快速萎缩。这能说明一个什么道理呢？实际上，小孩子能够在母腹中通过十个月的时间来完成人类几亿年的进化，首先的一个前提就是孩子的经脉一定是非常通畅的，而经脉通畅的前提是什么呢？就是一定要很快乐。现代医学认为，快乐的人能够比不快乐的人寿命增加五到七年。快乐是人体经脉通畅的一个前提。人只要一生气，经脉肯定就会堵塞。经脉的堵塞在中医里就意味着有寒邪入体。小孩子在母腹当中是非常快乐的，所以他们的经脉是无比通畅的，发育也是飞速的，胸腺就会很大。但当他们一出生后，膻中这个地方就要萎缩，就意味着人进入了一种苦境。

人的生老病死全是苦境，释迦牟尼很早就领悟到了这个道理，他说人生是有苦谛的，就是人生是一场关于苦的认知及其觉悟。所以我们活着的人要领悟到"没事找乐"的道理，要自己寻找快乐，而不是自寻烦恼。

在日常生活中，我们每天晚上没事儿的时候就可以坐在沙发上或躺在床上拍心包经，特别是患有失眠症的人，这样做既是养生保健，还是消除失眠的好方法。

◆人的身体就是"老天"

涉及心包经还会有一个问题，有的人手心老出汗，这相当于心包经不收敛，因为人的心包为厥阴经，是主收的，不收敛就会手心出汗。我们常有人只要一紧张就爱拼命地搓手，这种下意识动作其实也是一种自救，一种自我的帮助，搓手心就是在刺激心包经。

"老天"给了我们人很多自觉的下意识动作，这些动作没有人教，但人会在一定时候自动自发地去做，这些动作为我们人体防护和战胜疾病起到了巨大的作用。那么什么叫"天"呢？其实我们的身体就是我们的天，我们的生命就是我们的天。就拿人心情紧张时搓手心这个动作来说，就是人在下意识地刺激心包经，导致手心冒汗，但我们不会去拍打心脏，那样就伤害了身体。人只有在喜悦的时候，才会捂住心脏这个地方，不使心气过于外泄。这些有趣的现象其实在间接地告诉我们很多养生的道理，我们不要忽略了人体本身的这些下意识的动作，每一个动作都有意义。

本节的最后还有一点要说：凡是手臂上的经脉都是走肩膀的，所以我们经常按摩手臂就可以缓解肩背的疼痛和颈椎的疼痛。

第二节 两 手

手心与五指经脉

◆手心

说到手心，我们先要了解一下中国传统文化中的阴和阳。

中国传统文化把人的前面当作阴，后面当作阳，这种定义的缘由是自然界中的动物基本上都是趴着的，朝太阳的背部就为阳，朝地的腹部就为阴。人虽然直立起来了，但是前阴后阳的属性并未改变。所以人的手心这面是为阴。

有人手心老出汗，觉得这样与人握手不礼貌，特别影响社交，就通过西医的手术把腋下的神经挑断了，手心也不出汗了。但这样做非常危险，等于把人的正常经脉给毁了，把自己弄残废了，人的排泄渠道没了，很多病都会憋在体内。这时你再回过头去看中医，一点用都没有了，因为经脉已经毁了，无可救药。奉劝这样的人，没事别跟天斗，人的身体就是我们的老天，毁了天就是毁了自己。

◆大指

大指走的是肺经。大指麻木跟肺经有关。

大指上的鱼际穴如果红的话，就是肺热；如果鱼际穴有青筋的话，就是肺寒；如果大指里面有纹路且发青的话，也代表肺寒，而且这种肺寒还会继续导致胃寒。

◆ 食指

食指走的是大肠经。《左传》里曾经记载，有的人具有预感，只要食指一抖动，就觉得能吃到好东西。中医认为，人本能的快乐实际上是来自大肠，而大肠经走到食指，这也是食指名字的由来。

◆ 中指

中指走的是心包经，上一章讲手臂时已经讲过，不再赘述。订婚戒指一般都戴在中指上，意味着人已动心，收敛欲念。心包经主喜乐，所以也主欲念。

◆ 无名指

人的第四指叫作无名指，一般结婚戒指都戴在这个手指上。戴在这个手指上，恐怕是描述婚姻就像人体三焦一样不可描述吧！婚姻就像三焦经所涵盖的那样，五脏六腑俱全，甜酸苦辣都有，说不清，道不明。

该指为什么无名呢？因为它所循行的经脉是三焦经，三焦经在中医里是一个很特殊的经脉，三焦经又称为孤府。

为什么叫作孤府呢？因为三焦经不可名状，它没有具体的形状样子，也不好去描述它。在人体的腔子里面有心肝脾肺肾，但这些五脏六腑不是飘浮在腔子中，它们都被一些经脉或者经筋连缀着，都有系挂，这个系挂就像一个巨大的网膜一样。而这个系挂就是三焦。

《黄帝内经》里说，三焦为水道出焉，意思是它就像一个水道一样。对于人体来说，三焦必须要非常通畅才可以。打个比方，中国是一个农业文明古国，人们很早就懂得只有保证水道的通畅，田地才有收获，国力才会昌盛，所以大禹因治水而得天下百姓的尊崇。同样，对于人体而言也是，人体里面的三焦就好像国家治水一样，一定要保证水道的通畅，我们的身体才会健康。所以三焦虽然称为孤府不可名状，但是它是我们人体内一个重要的脏腑。

◆ 小指

小指走的是小肠经和心经。从心脏病的角度来讲，如果中指麻木就是心脏病的轻症，如果小指麻木就是心脏病的重症。

中医把脉的时候，大夫常会用手从患者的手臂上看似不经意地一掠，这其实就是通过感受患者心经温度的高低来发现病症。比如小指的内外缘如果特别凉的话，就属于心经不通畅的一个象。

手指的锻炼方法

◆ 握固法

本书第二章讲脑部的时候提过，脑的锻炼要靠活动手指。现代西方社会通过给老年人做测试发现，70岁以上的老年人握力越大，他的寿命就越长。

中医理论认为，人手的握力与肝经有重要关系。

先讲一个有趣的现象。天下的人无论富贵贫贱，出生和死去的时候都有一个共同的象，就是都是攥着拳头来的，撒开手去的。

十二地支我们大家都知道，"子丑寅卯……"这里有一个前后顺序。"子"字是小孩子刚出生时的大头形象，上面是一个大脑袋，底下是一个小身体。小孩子出生后，人们观察到小孩子出生时手的一个共同的象，就是都是把大手指攥在四指里，这就是"丑"字的古代象形。道教里管把大拇指攥在

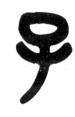

"子"字甲骨文

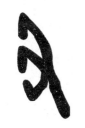

"丑"字甲骨文

四指当中的握法叫作握固法。

那么为什么小孩子一出生都这样握拳呢？《黄帝内经》里五脏与五神的对应关系中，肝所对应的神明是魂。中医认为，肝气特别足的话，人的魂就特别足。就好比油灯一样，假如油特别足，光亮就会特别亮，这个光亮就是神明。小孩子刚出生的时候头顶的囟（xìn）门未合，而囟门被认为是魂出入之所，所以小孩子出生时的握固法就是在固住魂。道家认为，无名指的指根处为肝的风窍，所以握固法为大拇指掐在无名指的指根处，小孩子刚出生时这么握得非常紧，这是因为人出生时肝气特别足，同时要固住魂魄。

人死的时候也有一个共同的象，就是撒手而去。这个象暗示给我们一个重要道理，人在死亡的瞬间，肝魂散掉了，两只手再也固不住了，一撒手，握力和肝气都随魂而去了。

这么说来，人的出生和人的死亡都和肝气的生发之机有着很大的关系。肝在中医里面属于厥阴之性，有生发的能力和条达之性，同时这个生发也一定要能够收敛得住。所以中医在描述肝的木性的时候，取"曲直"两个字，"曲"就是它的收敛性，"直"就是它的条达性。所以中国传统文化看待事物的方法是很辩证的。

了解了这些知识，我们在日常生活中就可以有的放矢，就是如果我们要想长寿，应该经常锻炼手的握力。

◆揉核桃法

日常生活中我们没事时要多活动手指。过去老人们有个很好的锻炼方法——揉核桃，就是把两个核桃放在手心里，揉来揉去的，这种方法可以很好地活动到每根手指，而且核桃在手心当中正好形成了一个太极之象，所以也叫作太极球。

◆ 十指相敲法

十指相敲法是种很好的锻炼方法，就是让我们双手的十指相对，互相敲击。这种方法很锻炼手指上的井穴，既锻炼了手的灵活性，也练了肝气，对我们大脑的养生也十分有好处。手脚冰凉的女孩儿一定要经常十指相敲，这样，血脉可以通到四肢末梢。

扫码观看视频第十一讲：
颈椎、两臂、手

第三节　两腋与两胁

两腋

两腋主要走四条经脉：肺经、心包经、胆经和心经。

肺经出了毛病，比如肺气被壅滞的话，会出现烦心胸满的现象，这属于阳邪，就是上壅而不降的象。

心包经位于下腋三寸处，如果这里出现腋窝肿胀就是心包经出了问题。

腋下还走胆经，胆经出现毛病以后，有的人会出现严重心脏病的感觉，叫心胁痛不能转侧，就是连睡觉转个身都很难做到。这种病一般还伴有口苦，且喜欢长吁短叹。如果腋下长了一堆东西，也是胆经被郁、生发不起来的象。

心经会造成整个手臂的麻痹，手臂冰凉，活动不便，同时感觉咽喉特别干燥，想喝水。

两胁

两胁的后边主要走的是心包经。心包经的病症会造成胁痛，要缓解这种疼痛可以扎外关上一寸的支沟穴，故名胁痛觅支沟。

胆经也走两胁。如果两胁疼痛，同时伴有口苦和叹息情况，就是胆经的问题。

肝经走两胁。凡是人的气机被压抑，就可能造成两腋、两胁的肿胀或者是不舒畅。

人一生气，往往先是两肋骨叉胀痛，然后两腋开始感觉不舒服，出现胸满等症状，尤其是生大气的情况，人马上就会吃不下饭，然后心口被憋，再然后发生呕吐或者是拉稀。这是因为人的气全调在上头了，火就没法在底下帮助人消化吸收食物，导致腹泻。

少生气是避免两腋两胁得病的最好方法

无论是两腋还是两胁，发生病症大多与肝胆最有关系。

现实生活中，要避免两腋两胁的疾病，我们需要做的就是少生气。人完全不生气是不可能的，但是不要生闲气，即使生气也要生出道理来。最好没事多读书，或者通过其他方式来净化自己的心灵，放平心态，身体的诸多疾病都可有所改善。

拍胆经一定不要忘了拍两胁

现在坊间流传拍胆经，一般就是拍大腿的两侧，从两股沿裤线一路拍打下来。其实，胆经是人体侧面从头到脚的一条经脉，而中医认为，胆又主生发，"凡十一脏取决于胆"，胆气一生发，全身皆生发。但拍胆经时一定不能忘了拍两胁。在拍两胁前，先捏揉两腋下的肌肉群或筋，会很疼，但把这里松开了，人的胸、背、胃都会舒服，然后抬高两臂活动一下，这个地方是个健身的关键，很少有人能注意到。

第四节　两　肩

缺盆的经脉循行

　　两肩里有一个非常重要的穴位——缺盆。人吸气时两肩的锁骨处会形成一个窝，这个窝的中间就是缺盆穴。我们常会看到很多美女影星的照片，她们在锁骨的缺盆穴处形成一个所谓的"美人骨头"，非常好看，其实这种"美人骨头"就是靠吸气来完成的。我们如果知道了这个窍门，也能照出"美人骨头"。

　　《黄帝内经》里有"五脏六腑，心为之主"的说法，就是五脏六腑是由心来统摄的，心为君主。而心又靠什么来统摄五脏六腑呢？——"缺盆为之道"，就是缺盆是心统摄五脏六腑的通路。所以即使心这个君主能发布政令，假如通路受阻，也无法管好五脏六腑这些百姓。那么我们人体就必须要保证缺盆这条道路的通畅。凡是走肩膀的经脉，全部都走缺盆，所以缺盆的重要性不言而喻。

　　胃经从喉咙入缺盆，然后直着下去。小肠经出肩胛，入缺盆络心，络到

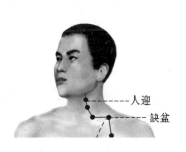

缺盆穴示意图

心脏上，这也是心与小肠相表里的一个证据，因为经脉相通。胆经至肩上，入缺盆，然后下颈又合缺盆，所以胆经的出入都与缺盆相关。膀胱经、三焦经也走缺盆。可以看到，我们人体的很多经脉都是通过缺盆这条通路分布到人体的各部分去的。

肩背痛

小肠经的病会导致"肩似拔，臑似折"，意思就是两只胳膊就跟折了一样，疼痛且无力。

肺经的病会引起肩背痛，并且体感寒。人如果精气特别虚弱，虚火上升，就会使得整个背部的经脉不通畅。中医里面有句话，"不通则痛"，凡是经脉不通的地方，肯定会有痛感，而气结住以后，就会形成寒气。

三焦经的不通畅会导致人心情压抑。由于三焦经走上肩，所以肩部也会有痛感，同时还会造成无名指的麻木。

膀胱经不通也会造成肩背痛。膀胱经的不通是现代人的多发病，它使人情志不舒。性压抑就是一种情志不舒，得这病的妇女通常出现肩膀疼痛，甚者还会造成头疼。一方面是这些女性平时锻炼少，特别是背部的运动太少；二是缺乏适当的房事或房事不畅，女性得不到应有的性满足导致心情不畅，背部的膀胱经也得不到锻炼，这样的女性既肩膀疼，又爱唠叨。做丈夫的发现了这个问题就要多反省自己，满足妻子的需求，并常带妻子登山锻炼，这样就能让膀胱经通畅，病痛自然会消除。

肩部的保健与注意事项

◆按摩缺盆

中医专业人士对缺盆这里采用外翻的方法进行保健治疗，但这对普通老百姓来说，难度过大。我教一个简单可行的方法：我们把手心的劳宫穴贴在缺盆处，轻轻地蠕动，慢慢地提捏，提捏的劲道采取"落雁劲"，就好像是大雁落沙滩那样，看似轻柔，但内带劲力。我们没事的时候可以多做这个动作，松开了缺盆，肩膀疼痛就会缓解很多。

◆点肩井穴三至五分钟

肩井在人体胆经上，是非常重要的强身穴。点按它对人体非常有益。如果感冒背痛，就抓揉提拿肩井穴三次，然后拍拍全身，会很有效。

◆开膏肓

膏肓穴是人体最不容易活动到的地方，而且不能用针刺，所以古代很多的锻炼方法都在练这些轻易打不开的穴位。比如武林秘籍《易筋经》里的"倒拽九牛尾"这个动作就是开膏肓的。在现实生活中，有一个动作可以开膏肓。两手像抱椅背那样先前撑，然后再拼命地向后挤压脊柱，反复做几遍。人就会周身清爽，病痛就会明显减轻。

◆深呼吸

当人深吸气的时候，就会引起缺盆这里的蠕动，所以缓慢的深呼吸也是一种很简单的肩部保健法。

◆ 有意识地放松

我们平时肩膀这里经常爱不自觉地紧锁着，要时常提醒自己注意放松，特别是睡觉的时候，有意识地去放松肩部，这对治疗失眠也很有好处。

◆ 睡眠护住肩膀

我们晚上睡觉的时候，一定要盖住肩膀。很多年轻的妈妈为了照顾孩子，跟孩子一起睡，盖一床被子，这就容易出现一个问题，就是因为孩子身体小，一床被子往往盖不住孩子的肩膀，导致孩子的缺盆处受风，民间俗称"贼风"入体，引起肩背痛。所以做家长的要注意这个问题。

扫码观看视频第十二讲：
两腋、两胁、两肩

第六章　胸腔

第一节　腠　理

何为腠理

中医对"腠"的定义为"气之所辐辏（còu）谓之腠"。腠为阳，指孔穴，就是肌肉内松开的地方。我们吃猪肉时会发现，皮和肉之间有一层筋膜，该筋膜就是腠。

"理"为"血气之所循也"，理为阴，指血肉。肌肤的弹性与阳气有关，阳气足，肌肤的弹性就好。腠理是外邪入侵人体的门户。因此，保护好腠理至关重要。

腠理常见病

◆ 汗症

腠理中最常见的病症是汗症。"汗为心液"，这点我们上一章讲过。中医里有句话，"夺血者无汗"，意思是如果一个人失血过多，此人则无汗。还有句话，"夺汗者无血"，意思是人要是出汗过多，则会出现血枯之象。

汗症分为多种，以盗汗为例，就分为阴虚盗汗和阳虚盗汗。下面对一些常见汗症一一阐述。

（1）盗汗

盗汗指人在睡眠中的不正常出汗。

人在吃了很热的东西时出汗或者锻炼时出汗是一种正常的生理现象。但当夜深人静，人进入睡眠状态后不由自主地出汗就不正常了。打个比喻，好像有一个贼偷走了汗液一样，故称之为盗汗。入夜，人的元气本应下藏，但当阴血不足时，就没有力量收敛元气，导致出现盗汗的问题。

阴虚盗汗是由于阴虚火旺造成的，与过度喝冷饮有关。对于此种疾病，应以养血为主，可用当归六黄汤之类的中药医治。

得阳虚盗汗的人日常比较倦怠无神，爱喝热水，属于"阴盛格阳"，意思就是阴气太盛，把阳气格在外面进不去，阳浮于外造成出汗。对此病症可采用扶阳法，通过扶助阳气，使得阳气能够内敛，解决盗汗问题。《伤寒论》中提到的白通汤可医治此病。

（2）自汗

除了盗汗，在日常生活中还有一种很常见的汗症是自汗。自汗指没有做任何活动，但是身体总是不停地出汗。

太阳表虚，皮表固摄不住汗液可导致自汗。对此症，可采用桂枝汤医治。

胃火太盛也会造成出汗，这是由于胃气胃火过盛后，大肠火的津的功能会过度，使人二便不通，导致大汗淋漓。患者因胃气上飘，常伴有口臭、喘气粗等症状，可用人参白虎汤调制。

"汗出如珠，如油如雨"是汗症中的重病，近于绝症，很难救治，医治前往往要求病人家属写保证书，才能用药。

头与颈部总出汗也是病，是阳虚造成的，医治时以扶阳为主。但家长对于小孩刚睡着时出汗不必过分紧张，因为小孩表虚，往往刚入睡时出现头上甚至全身出汗的情况，入夜十一点后，阳气生发起来，汗就会逐渐消退，只要后半夜孩子不出汗，就不算病，是生理发育的一个正常过程。

有的人一喝酒吃肉立刻就会出汗，这是什么原因呢？这种人属于胃热且精不深藏，就是肾精的收敛功能不够强，神明无法内敛，气易往外散。这种情况并不需要医治，不算什么病症，但这种人的一个特点是好吃喝，情绪易激动，古代说此类人"主潦倒一生"，不无道理。

（3）"汗下吐"三法

中医治疗常采用"汗下吐"三法，即汗法、下法和吐法。

汗法就是通过出汗、发汗的方式把体内的寒邪攻出去。例如我们感冒初起时，人的整个表阳被憋，可通过服用麻黄汤来发汗，以便把寒邪攻出。

下法就是通过让病人泻的方法来治愈疾病。

吐法是通过让患者呕吐的方法来治愈疾病。例如有些人因湿气太重而出现头痛，且气往上壅，恶心难受，可采用吐法来把无法消化的食物呕吐出来，达到治病的目的。

需要强调的是，在使用汗法的时候要注意以下三点：

第一，《伤寒论》中特别指出，咽喉干燥的人不能使用汗法。因为三阴经走咽喉，咽喉干燥说明人体内的真精不足，这时使用汗法会伤害身体。

第二，淋家不可发汗。"淋家"指小便出现问题的人，如小便如膏状、反复上厕所但每次又尿得特别少的人。这是肺虚的病。这种患者阳气收敛不住，一旦发汗，就有可能会便血、尿血，所以不能使用汗法。

第三，亡血家不可发汗。"亡血家"指失了血的人。前文提到，血汗同源，汗为心液，如果一个人已经失血，再对他使用汗法，就等于继续夺他的血，一旦发汗，会出现寒栗、摇动、浑身打冷战的症状。所以要避免对亡血家使用汗法，否则会造成更大的身体伤害。

（4）出汗与四季养生

出汗对人体来说是件极其重要的事情。中医养生自古就不主张在体育锻炼时出过多的汗，而且在什么季节、以什么方式出汗都有理论阐述。

春天的时候，人冬天储藏的肾精开始慢慢地宣发，让自己疏泄一下即可，要"广步于庭"，即养生需要慢慢地生发起来，不能太过迅速，不可出大汗。

夏天是人生长过分发散的时机，天气炎热，阳气浮越在外，所以一定要出汗。在夏季出汗也是人的一种自保。

夏天时我们人体需要打开毛孔、好好宣泄，就好像麦子抽穗一样，麦穗打开之后，垃圾才能够代谢掉，这样等到秋天收获的时候，营养物质才能够收进来，才能贴秋膘，到了冬天也就有东西可藏。夏天没有让肌肤腠理充分开泄或者开泄不够，垃圾就会把肌肤腠理堵住，即使想贴秋膘，营养物质也进不来，等到冬天想藏精华的时候，这个"仓库"是空的，就没有东西可藏。夏天如果不能很好地出汗，生长之机不能养好，就有可能导致秋天肃降之时出现咳嗽等一系列的病症。

现在，我们长期使用空调，这是一个很大的问题。我们谈到呼吸时，往往只在意口鼻呼吸，而忽略了肌肤腠理这个人体最大的呼吸系统。夏天不出汗，整个肌肤腠理都得不到宣泄，使身体的疏泄功能受到创伤，引发疾病。

冬至是一个很重要的节气，此时相当于十二时辰中的子时，一阳初生。人体的腠理在夏天没有开泄好，秋天不能补进东西，体内的精就会不足，在冬至万事万物需要生发之时，体内无精生发，故此时得重病的人多，民间有"冬至前后死人多"的说法。这种认识也是中医的一个独特见解，中医认为疾病都不能只看当下的问题，要溯源。

这里又一次涉及人该怎么补、如何补的问题。现在很多人总觉得自己虚，一有病就想补，懂得了四季养生的道理后，我们就会知道，治任何病都应该先泄后补。"泄"不是开泄，而是"通"的意思，经脉没有通畅，吃任何东西都补不进去。所以我们不要整天想着吃鱼翅、燕窝去补，还不如先出去跑 10 圈，让气血都流动起来，我们的经脉通畅了，回来吃窝窝头都补。这才是正确的"补"的原则。

◆ 皮肤病

(1) 皮肤瘙痒与疮疡
诸痛痒疮皆属于心

《黄帝内经·素问·至真要大论篇》里有"诸痛痒疮，皆属于心"，意思是说痛、痒、疮都跟心有着十分密切的关系。

"痛"字从病字旁。病字旁在古代指"床"的意思，我们把病字旁逆时针旋转 90 度就可以看出"床"的样子（⌐）。凡是人所得的病大多都是"床"部。那么为什么不写成"药"字旁或"草"字旁呢？道理是人生病之后要做的第一件事就是上床去躺着、歇着。人的直立会带来很多问题，人类的大部分疾病都跟直立有关。所以，我们聪明的老祖宗就通过这个"病"字旁告诉我们，人要有了病就别站着了，赶紧上床躺着，好好休息。"痛"字的中间是一个"甬"字，甬是道路的意思，所以"痛"是道路不通的意思。

痒、痛是两种完全不同的感觉。痛对于人感觉较强烈，而痒的感觉往往很细微；但是疼痛不见得把人疼死，可痒却极其难以忍受。这是因为皮肤病都跟心肺有关，它直接作用于心，而心是很敏感脆弱的。

对于皮肤瘙痒，要把疮和痒分开理解。疮和痒不同，凡是红肿的、能够长出来的东西都为疮，属于实证、阳证，阳证表现为疼；凡是憋在里面长不出来，使人痒得难受的东西就是痒，是阴证，阴证表现为痒，需要不断通过按、摁、挠来缓解。正所谓"阳证之初起必疼，阴证之初起必痒"。

如何避免长疮疡？

谈到如何避免长疮疡，首先要了解人为什么会长疮疡？《黄帝内经》认为，人长疮疡的原因是"汗出见湿"或者"劳汗当风"，就是身体出了汗，而没有及时擦干，被风吹着了，刚打开的毛孔一瞬间又闭合了，体内的垃圾无法正常排泄出来，憋在肌肤腠理之中，生出痤疮。人的脸部和后背为阳，都容易出汗，而这两处属阳的地方又很怕寒风，一旦招风就会长痘和疮疡。所以，出现疮疡大多是湿气被瘀滞的一个象。

另外，疮疡跟饮食也有密切关系。中医认为"鱼生火，肉生痰"，《黄帝内经》更是认为"高粱之变足生大丁"，意思是如果人经常吃大鱼大肉，体内的邪气不容易疏泄出来，产生内热，身上就爱长疮疡。所以，我们对大鱼大肉类的食物要有节制，否则脸部、背部、臀部，身体下皮比较厚密的地方都容易长疮疡。

避免长疮疡主要注意两点：

第一，合理地使用空调。我们把空调的温度调到 27、28℃即可，不要过冷。现在很多写字楼都使用中央空调，办公室也没有开窗的习惯，这对人体健康来说极其不利。从养生学的角度出发，一定要让空气流通起来，人要多跟自然接触。

第二，饮食要保持清淡。我们要做到美味佳肴不可多食，过则伤身。很多人常问我该吃什么，以我个人观点来说，吃什么不重要，关键是怎么吃。一是要尽量变换着花样吃，特别是多吃些五谷杂粮；二是要吃应季食品；三是饮食适量，不能因为喜爱某些食物就毫无节制地暴饮暴食，这也不符合儒家的中庸思想，凡事不能过于偏颇。

（2）斑疹

斑疹是因免疫力低下而得的病。生活中的一些陋习，如长时间地焦虑、常处于空调房中、暴饮暴食、过食冷饮等，都会对脾胃克伐过度，造成胃寒，并最终引发斑疹。

人得病的原因涉及诸多方面，皮肤病尤其如此，临床上对皮肤病的判断和诊治都有很大难度。中国有句古话，"名医不治喘，名医不治癣"，也是这个道理。

就斑疹来说，分为外感类斑疹和内伤类斑疹两种：

外感类斑疹

外感类斑疹的病因大多为邪气浮于中焦、脾胃，而阳明胃主血，太阴脾主肌肉，脾胃有病则血肉得不到濡养，所以会在皮肤上有所反应。

浮于中焦的邪气会反映在皮肤上的这种内在联系，正是中医的一种独特见解，这种内外相表里的说法在中医里比比皆是，也是中西医对人体、对疾病认识的很大的不同之处。中医认为可以通过观察手指来看五脏的健康与否，这在西医中就完全不可理解。

中医和西医对五脏六腑的定义并不相同。西医里的肺仅仅指肺

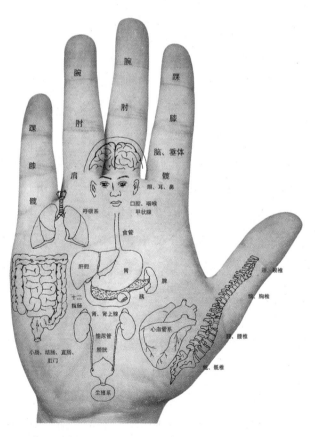

手掌各部分与五脏对应关系示意图

叶，而中医则认为肺主皮毛，只要是皮毛的问题就可能跟肺有关，人体无处不存在着皮毛，就无处不存在着肺；中医还认为脾主肌肉；心主血脉，如果身体末梢的血不足，病因很可能是心出现了问题；肾主骨头；肝主手的灵活性，手的伸直与握力、经筋的柔软性与弹性，也都跟肝有关。所以，通过了解手的各个方面的情况就可以看出五脏的健康与否。

当皮肤出现问题时，首先要考虑肺、胃和脾的问题。如果邪气瘀滞，轻则出现疹子或者痒的病症，重则出现如桃花状或紫云状大小不等的斑片。

得外感类斑疹的人一定会出现口臭、气粗、口气重，身体发热、疼痛，两便（大小便）不利，喜喝冷饮这些症状。对此病，我们要按照实证的方法去医治，主要采用桂枝汤、升麻葛根汤。

内伤类斑疹

一般来说，内伤类斑疹比较难治，往往久治不愈的皮肤病大多都属于内伤类的斑疹。造成这种斑疹的主要因素有以下几点：

第一，暴饮暴食和长期使用空调是导致内伤类斑疹最关键的罪魁祸首。需要特别指出的是，暴饮暴食中的"饮"指经常喝酒和喝饮料，尤其是总喝冷饮的行为。因为寒邪是逐渐往下行的，过量地饮用冷饮会伤害到肺，肺气受损则伤到脾胃，脾胃的受损又会伤到肉。因此，冷饮对脾胃的消伐过度会导致内伤类皮肤病。

知道了过食冷饮会对人体造成伤害的道理，我们就要学会克制，尤其是做家长的，要限制孩子饮用冷饮。孩子的脾胃虚而且馋，天性喜欢尝百味，但他们还小不懂事，做家长的不能眼睁睁地看着冷饮把孩子的肺、脾胃、大小肠都彻彻底底地毁了，纵容和娇惯只会伤害孩子。

第二，纵欲过度是导致内伤类斑疹的另一个因素。如果年轻时欲望泛滥、纵欲过度，就会损伤真阳元气，对身体造成很大的损伤。

传统文化认为"欲不可早"，不鼓励过早地发生性行为。中国古代对年轻人施行的性教育是跟礼仪约束联系在一起的。第一章讲头发的时候我们说过，要对年轻男性行冠礼，通过束缚头发来表示你虽已长大成人，但要对自己和社会负责任，不能任由本能支配，既然叫弱冠就是身体还弱，不可过早有性行为。

古代人甚至不鼓励年轻人多吃肉，因为肉是补精血的，多吃肉会引发性欲。孔孟都曾谈到，70而衣帛食肉。就是70岁时，身体已经衰老，对什么都不感到迷惑了，这时谈不上什么约束了，可以尽情享用肉食。

第三，焦躁、多虑也会引发内伤类斑疹。人一旦焦虑，人体的气机就会受阻，而肺主一身之气，同时肺也主皮毛，所以肺气如果瘀滞，就会造成一些很严重的皮肤病。

第四，乱吃药也会导致内伤类斑疹。我们常会在报纸上看到大量治皮肤病的广告，这间接反映了现在得皮肤病的患者很多的现象。

治病时服错药，往往会使皮肤病的症状加重。例如，有些过度滋阴的药会彻底地消伐元阳。因此，服药一定要准确。服药不准，不如不服。当年孔圣人就不敢乱服药，一次，孔子生病了，子路拿着药来看他，孔子说："丘未达也，不敢尝。"意思就是，我还没有通达到可以随便乱吃药的地步。

我们要学会聆听圣人的教诲和提示，指导我们健康地生活。就现在的医疗体系来讲，老百姓是弱势群体，更加需要得到专家的指导才可以服药。

（3）青春痘

长青春痘的成因跟前面所讲的一些皮肤病有相似之处。

第一，过食冷饮、暴饮暴食的生活习惯容易长青春痘。如前所述，过食冷饮会伤肺，继而伤胃，最终由胃寒而引起青春痘。

第二，郁闷也会使处于青春期的孩子长出成片的青春痘。青春痘是青春期的一个特产，也源于青春的烦恼。

青春期正值孩子们的身体、智力快速发育之时，灵与肉的激烈搏斗和机体调节的能力不足使身体的气机不够和谐，容易产生郁闷，而郁闷造成胃寒。青少年时期一方面是人生长过程的黄金期，但同时这段时期人的性情不稳，躁动不安，各方面都不够成熟，所以对此时期的孩子进行正确引导非常重要。古语有"天地君亲师"，我们人通过学习而成长，首先要向天地自然去学，然后向君子、亲人去学，还要向老师去学。老师的引导非常重要。

青春痘都长在脸部和额头，这些地方都属于胃经，所以我们说青春痘全部都长在胃经上，循胃经的线路在脸部生长。此时孩子的身体比较强壮，机体会想方设法把寒邪赶出，所以胃火升腾上来就会在脸部形成青春痘。因此，避免胃寒也就是避免得青春痘的一个诀窍。

第三，阳气足也是导致青春痘的一个原因。青春痘一般都是长在青春期的，此时孩子们的阳气很足。据此我们也可以判定：同样郁闷、同样喝冷饮的孩子，一个长青春痘，一个不长青春痘，那肯定是长青春痘的孩子身体的能量相对强一些，因为他的身体能够攻出寒邪和阳明燥火来帮助去胃寒。

青春痘外红内白，又称"粉刺"，就是热包寒的象。所以，要想彻底治愈青春痘，就该用助胃火的药，破除胃寒后，痘痘就消失了。用阴寒性的药也可以治疗青春痘，这是因为阴寒性的药彻底地压制了胃火，但同时又使得人无劲破除胃寒，这样做的话，一是会导致胃寒加重，二是容易反复，因为人只要有劲，就会生起胃火去破胃寒，所以青春痘又起来了。

（4）银屑病

银屑病在当今的医治难度不亚于癌症，也称为"二号癌症"，它属于牛皮癣类的病。得银屑病的一个主要原因是元气虚弱。它关系到肺脾肾三条阴经，元气虚弱不能主皮毛，肺虚也不可以主皮毛，滋润不到皮毛，所以会得银屑病。

医家古训有"名医不治癣"，因为像牛皮癣这类病很难判断病因，所以难以治疗。现在治疗牛皮癣的方法大都是用药消除症状，即采用使劲往里憋的方法，对此我有不同的看法。

举个真实的例子：以前有个女孩来找我治疗脸上的青春痘，治好之后告诉我说她身上还有牛皮癣，跑遍全国各地治了六年都没治好，希望我帮帮她。当我第一次看见她浑身的牛皮癣时吓了一跳，全是大金钱斑，很恐怖。女孩长得非常漂亮，我很有压力，便推荐到一些老医生处，可谁都不接。我犹豫再三决定按照《黄帝内经》之理和《伤寒论》的用药方法，尝试着治疗。

我跟她说，我要使用宣法，初始治疗时牛皮癣会先变大变薄，你心理上要能承受。女孩特别听话，全身心地配合。我采用一边让她吃中药，一边用所食中药的药渣在体表擦洗的方法治疗，金钱斑果然一直在变大、变薄。这期间，有很多好现象出现。比如她以前从来不敢自己一个人睡觉，因为肾主恐，先前她的病就跟肾气大伤有关。在服药过程中，她逐渐敢自己睡了，这其实是肾气慢慢起来的象。

随着治疗，那些癣拼命地外发，等到最后越来越薄。就这样，整整吃了80服药，历时三个月。一天，女孩的全家突然找上门来，我很吃惊，以为出了什么问题，其实是一家人上门感谢来了，女孩的牛皮癣全部消退，身上光洁如玉。

这件事对我的触动很大，让我对传统医典和伤寒方有了信心和新的感悟：治疗癣采用往里使劲憋的方法不对，表面或许暂时好了，但病入五脏，只要身体一强，病就会往外拱，皮肤病反复发作的原因也在于此。采用宣法，让病彻底发出来了就根治了。

（5）带状疱疹

有的人会在春天或者季节转换的时候得一种皮肤病——带状疱疹。民间把带状疱疹称为"缠腰龙"，因为这种病常会沿着腰部走一圈，也有的长在头部，症状都是非常疼。

带状疱疹属于寒湿邪气被真阳驱赶外泛于皮肤的表现，也是一种人的自保反应。这种病是经脉不通，但是元气尚足的象。真阳元气驱赶寒邪的过程，会让患者有种剧烈的疼痛感。如果仅有神经痛而无疱疹，属于真阳无力将寒湿驱赶至皮外的表现；出现红疹或水疱的，属于真阳可将寒湿邪气驱赶于皮表的表现。一般患者于疱疹发生前数天会有轻度发热、疲乏等症状，这是真阳发动的表现。

无疱疹的可以服用白通汤使寒湿邪气加速表出，由"干性"快速转变为"湿性"，或在体内通过其他形式排出。出现红疹或水疱的，应该服用三五剂麻黄附子细辛汤，以助真阳一臂之力。此时，如果服用疏风解表、清热燥湿的药物，就会使得寒湿邪气敛回体内，由"湿性"转为"干性"，患者将会痛苦不堪，病情加重或转变为其他阴盛阳虚的病症。

对于带状疱疹这种病，我们明白了其中的道理之后，就可通过注意饮食结构，保持饮食清淡，并控制情绪等方式加以注意。

（6）水肿病

日常生活中很多老年人出现水肿，当身体上的肉摁下去的时候，肌肤不能弹起来，出现一个坑。这是阳气虚造成的，皮下的气弹不起来，化解不了水湿，形成水肿。中医有句话，"气为血之帅"，要想让血动起来，一定先要让气动起来，使气带动血运行。气在中医里称之为阳，血在中医里称之为阴。上一章讲过拍心包经只拍打阴经，就是因为阴经主静，不容易动，而阳经本身就主动，所以锻炼的时候通过拍打阴经来带动阳经。

（7）过敏症

得过敏症的主要原因是肾精亏损，然后引起肺气不足，肺肾两虚，寒邪过重，就会造成过敏。现在常有患花粉性过敏症的病人，实际上，引起这种病的根本原因并不是花粉，花粉只是一个诱因，真正的原因还是肺虚和元气虚。

脾胃虚弱不能化湿邪，肺不能主皮毛，湿气外泄，就会引起皮肤过敏。这种病人稍做活动就会导致哮喘。

腠理养生

◆ 腠理的四季养生

人皮肤的开泄都有规律，早晨起来气往上升，到日中的时候，阳气到达最鼎盛的时刻，日落西山的时候毛孔关闭。就是说，每天有四季，一年有四季，一生有四季。

一天之中的早晨相当于一年之中的春天、人一生中的少年；然后等到中午时，相当于一年之中的夏天、人一生中的中年；傍晚是秋天，也就是人的中年之后、老年之前；人老了以后，就相当于日落西山。这里面就蕴含着四季养生的道理，我们一定要把握住春生、夏长、秋收、冬藏这个大的养生法则。

对腠理养生来说，春天就该慢慢生发，所以此时要避免穿紧身衣，头发也不要束起来、扎得很紧，那样会约束生机。就运动锻炼方面来说，春天最好进行比较舒缓的运动，比如慢走或慢跑。

到了夏天，要充分遵循"夏长"的道理，皮肤要做到充分地开泄，要出汗。在体育锻炼方面可以进行快跑运动。

到了秋天，人就应该开始收敛了，因为夏天开泄，通途都打开了，所以到了秋天，营养物质该收敛进来了。

等到冬天，就应该闭藏。从养生学角度来讲，冬天闭藏的时候，连澡都要少洗，以避免皮肤过分地开泄。这样才能在冬天保住一个藏的气机而不是开泄的气机。过去我们的生活条件不好，比如，那时冬天都去工厂的洗澡堂子洗澡，一周至多去一次，反而暗中契合了养生的道理；现在家庭条件好了，冬天我们也可以在家里天天洗澡，皮肤毛窍天天开着，反而会对身体造成一定的损伤。以上就是按照春夏秋冬四季的养生法则去润养肌肤腠理的门道。

◆腠理养生的日常注意事项

腠理的日常养生，我们要记住以下三点：

第一，不可以过度地生气和焦虑。只要是生气和焦虑，就会影响人体的气机，从而间接影响肺气，最后造成皮肤的紧张，出现疾病。

第二，从饮食方面来说，我们要五味吃全。中医常说，咸能滋骨，吃咸味的东西对骨头是有帮助的，但是要注意，吃咸并不等于是去吃盐，我们要了解哪些食物属于咸味，按照五味所对应的食物去吃（见五味所对应的食物表）；酸能滋筋，酸味的东西可以去滋养筋，使得筋更柔韧、更富有弹性；辛能滋气，辛味的、辛辣的东西能够使气更加的顺畅；苦能滋血，苦味的东西可以使血运行得更加流畅；甘能滋肉，甜味的东西能够对肌肤腠理起到滋养的效果，因为甘入脾（见五脏、五味、五体对应关系表）。

五味所对应的食物表

五味	苦	甘甜	酸	辛辣	咸
食物	苦瓜、茶叶、杏仁、百合、白果、桃仁	茄子、番茄、萝卜、丝瓜、洋葱、土豆、菠菜、南瓜、芋头、扁豆、豌豆、胡萝卜、白菜、芹菜、冬瓜、黄瓜、黑大豆、绿豆、赤小豆、黄豆、蚕豆	番茄、马齿苋、赤豆、橘子、橄榄、杏、枇杷、桃子、山楂、石榴、荔枝、葡萄	姜、葱、大蒜、香菜、洋葱、芹菜、辣椒、花椒、茴香	苋菜、紫菜、海带、海参、螃蟹

五脏、五味、五体对应关系表

五脏	肺	肝	肾	心	脾
五味	辛辣	酸	咸	苦	甘甜
五体	皮毛	筋	骨	脉	肌肉

生活中，只要把五味吃全，不仅能够把身体养好，健康长寿，而且会使我们的皮肤光泽而有弹性。

第三，要遵照十二时辰养生法养生。特别是注意子时、午时等这几个重要的时辰，比如少阳生、阴气开的时候。这就要求我们该睡的时候睡觉，该起床的时候起床，该吃饭的时候吃饭，该休息的时候休息，生活起居要有规律。

扫码观看视频
第十三讲：皮肤

第二节 乳 房

女人为什么长乳房？

◆乳房循行经脉

前面我们讲过冲脉，冲脉起于会阴，然后分出一个叉沿着中线的任脉顺着两边往上走。女人由于气不足、血足，所以冲脉散于胸中，于是长乳房。

中医认为，气为血之帅，是气带着血往上走。从经脉上讲，任脉主血，任脉通了，冲脉再一冲，就能够使人的气血充足。在女子的青春发育期，如果血气充足就会开始发育乳房，并有月经来潮。

肝经也跟乳房相关。肝经跟任、督、冲三条经脉与子宫、乳腺都相通，所以肝经又主藏血。

胃经也与乳房相关。阳明胃经起于迎香穴，它从迎香穴走下来以后，正好走乳房的正中线。所以，女人生完孩子后的哺育要特别依靠胃气的充足。当妈妈的只有能吃，才有奶水。奶水实际上是由血变现的。孩子出生以后，需要得到非常有营养并十分好消化的物质，血就是这种物质，血变现成奶水后可供于喂养孩子。

乳房的里侧走足少阴肾经，肾经主精血，所以这里少血多气。

乳房的外侧走足太阴脾经，脾主肌肉，所以这里多血少气。外侧还走足少阳胆经，胆经从缺盆走下腋，循胸过季胁。

乳房的外侧偏上走心包经和肺经，心包经循胸出胁，下腋三寸。

◆乳房是血的储备仓库

女人的乳房其实就是血的储备仓库。

女人的一生，在很多关键点上都跟血有关。比如，女人每个月因为月经会失掉一部分血。既然要失血，就要保证血的含量十分充足。现在有些年轻女性月经量变小，年纪轻轻就出现了一些更年期症状，这是胃气不足的象，是不良生活习性所致，比如减肥无度，不好好吃饭造成的血虚等。

女性在怀孕的过程中，不可损伤的两个最基本的东西是父精和母血。父亲要看他的精子质量如何，母亲要看她血含量的充足与否，如果血不足，就会对孩子的发育造成很大影响。

总之，女人长乳房就是提前做一个血的储备仓库，不能等到要生孩子了再做准备，那就来不及了，所以乳房是从青春期开始慢慢发育起来的。

懂得了女性长乳房的原理，也就懂得了如何才能使乳房发育好。现在市场上的丰胸产品五花八门，令人目眩，但大多都是治标而不治本，并不能从根本上解决女性乳房发育的问题。其实方法很简单，就三条：

第一，血要足。把上边女性长乳房的原理往回推，就知道血对于乳房发育的重要性，而血又依赖于脾胃。脾胃为人的后天之本，人体的可持续发展是由脾胃来决定的。如果脾胃的消化吸收功能强，吃了食物之后，生出的营养物质就多，血也就多。

第二，气要足。只有气足了，才可以带动血的上行，所以气对乳房的发育很重要。

第三，好好睡觉。良好的生活习惯是人体发育的保障，只有休息好，血气才能充足，元气才能充足，乳房才可以良性发育。

乳房疾病

◆ 乳腺病

乳腺疾病是现在一个严重困扰女性的多发病，我们常能从新闻报道中看到某某女明星死于乳腺癌。乳腺疾病的危害很大，会对女性的一生产生巨大的负面影响。

为了避免患上乳腺疾病，我们就应该彻底地明了致病的原因，这样才能进行有效预防。那么首先我们应该对乳房的经脉循行很清楚；其次，要知道哪些不健康的生活方式和不正确的生活态度会造成乳腺疾病。

乳房循行的经脉有冲脉和肝脉，里侧还有主精血的肾经，走乳中的阳明胃经，走外侧的脾经、胆经，走外侧偏上的心包经和肺经。所以乳房一旦得病，就可以根据这些经脉来判断乳腺病的致病原因。

西医认为，乳腺疾病在很大程度上跟遗传有关。电视剧《活着真好》曾经描述过一个家庭中的母亲、姨都曾得过乳腺疾患，到了女儿这一辈，老大因个性大大咧咧、凡事想得开，没有得乳腺病，老二老三都是白领一族、精神压力大，先后都得了乳腺癌。乳腺病与遗传有关，同时也和心态密切相关。气与肝经、胆经和心包经都有关联。

生气会对人体造成巨大伤害。对于男人，生气直接伤的是男人的肝；对于女人，生气就有可能伤及女性的乳腺和子宫。这与女性的性格有关。有两种性格都不好：一种是心高气傲型，另一种是偏执郁闷型。心高气傲型的人气老调在上面，易得乳腺疾病。偏执郁闷型的人气老发散不出去，总往下沉，病就偏于走子宫，易得子宫肌瘤一类疾病。

另外还有哪种情况的女性容易患乳腺病呢？不结婚的或家庭生活

不幸福的女性，特别是三十多岁了还没出嫁的女性易患乳腺疾病。她们大多是婚姻方面不顺畅，生气郁闷，心情不爽，气血瘀滞，没有正常的性生活。对于前者，我开一个千古妙方，两个字——结婚。

◆乳房胀痛

乳房胀痛也是乳房疾患之一。有些人在经期前后尤其是经期前总会出现乳房胀痛、大腿根儿酸痛的问题。这都是血虚、血瘀之象。

乳房胀痛跟肝郁气滞有关。表现在月经之前常常出现所谓的经期综合征，如烦躁、易怒、口干、头疼、抑郁、两胁胀满等。

治疗经期综合征可采用加味逍遥散。只要病症不重，加味逍遥散可药到病除。但如果病人长期地生气郁闷、气血瘀滞，或者是胃血不足造成血的瘀滞，那么加味逍遥散就起不了太大作用了。

◆产后抑郁症

乳房病里还有一种是产后抑郁症。

产后抑郁症的主要表现是少乳和脸上长黄褐斑。少乳是由于胃血不足造成的；而黄褐斑的出现一方面跟小肠的瘀滞不通有关，另一方面跟心气郁闷有关，而产后的女人很容易偏郁闷。

乳房保健

◆补神是避免乳房疾病的高明大法

中医在调理方法上有一句很经典的话，"药补不如食补，食补不如神补"。那么女性如何补神能避免乳房疾病呢？

第一，要性格开朗。所谓的神补就是调神，关键点就是要"调理神明"，使五脏的神变得更好。调神就是心要粗一点，尽可能不生气或者少生气。我一直建议做女人性格要开朗一些，线条粗一点。我们可以发现，大大咧咧的女人是不易得乳腺疾病的；就那些心细如麦芒的女人，或爱抑郁、又压抑自己感情不去宣泄的女人最容易得病。

第二，培养爱好，加强修养。女人要有点事做，如果丧失了自我追求，就很容易在细微的事情上想不开，从而影响情志，伤害身心，患乳房疾病。培养个人爱好、注意加强修养的女人，既不易得病，又不给男人找麻烦，大家都过得舒心。

就拿我自己为例，应该说是个绝顶的笨女人，缝个被子都能把褥子也缝进去；但是有一个优点，就是有心灵寄托——读书。我只要有书看就从不郁闷发火。在我家里，四处都摆着书，床上有书，桌上有书，甚至厕所也有书。我建议女性特别是那些专事家务的女性一定要培养一些爱好，高雅的情趣会提升人的品位，这是神补的一个重要方面。

第三，女人要有自己的生活圈子。要善于跟别人交流，同时也要有人生追求、人生目标。女性尤其如此，切不可一回到家后，就跟外界断绝联系，这样反而会造成家庭的不和谐。最常见的一种情况就是很多女性一结婚就很少和朋友来往，每天只是围着老公转，但老公却不可能整天围着老婆转，导致这样的女性孤独寂寞，唠叨、吵闹渐多，家庭生活不和谐，自己还容易得病。

第四，女性要守妇道，要厚德载物。中国传统文化认为，男女不仅要同心协力，还要各守其道。男子应该自强不息，像马儿那样奔跑，像四季更替轮回那样生生不息，这在《易经》里属于乾卦。

女人就要守妇道，要厚德载物。德性要厚一些，像大地那么宽厚，要有承载万物的精神。我们脚下的土地不仅能够接受好的东西，也能容纳坏的东西，它不仅能够承载万物，还能够繁衍生长。作为女性，不能只承载丈夫的金钱和利益，同时也要承载他的苦难。我认为，这点在女性教育里应该是个很重要的方面。

有位教育家曾经说："教育了一个男人，就只是教育了一个男人；而教育了一个女人，却是教育了一个民族。"他把女性受教育的意义提升到一个高度。

◆患有乳房疾病女性的保健方法

(1) 颠覆自己，重塑生活

一旦得了乳腺病，应该怎么办？最先要做的就是把情志宣开。

既然我们知道了得病的原因，就该懂得原先的生活对我们不利，造成了现在的疾病，就应该规避掉其中有缺陷的那部分，先反思，后颠覆，改掉陋习，这十分重要。假如你原先是个很容易郁闷的人，那么现在就开始学会不去郁闷，万事豁达，退一步海阔天空，心结很容易便打开了。

西方医学也承认，得癌症的人一般都有癌症性格。所谓癌症性格表现为心情长期处于郁闷、压抑的状态，心境不开朗，遇事喜忧不喜乐，看暗不看明。改变长久以来养成的思维惯式确实不是件容易的事，但事在人为，有志者事竟成。

我们要做的其实很简单，明白病因，学会规避，颠覆自己，重塑生活。

(2) 患乳腺疾病者的食补

对于已经得了乳腺疾患的人来说，如何通过食补来进行调理呢？

中医认为，患乳腺疾病的人适宜吃甘味的食物。甘不是单纯甜的意思，粳米、牛肉、枣和菜类都属于甘味的食物。甘味的东西有一个作用——甘缓急，就是甘味的食物可以把肝的筋结缓释掉，所以得乳腺疾患的病人可以多食一些甘味的东西。

同时，这类病人还可以吃一些苦味的东西。中医认为，苦主降，可以降心气，吃一些苦味东西，能让心气往下走，避免它老调在上面。苦味的食物有麦子、面、羊肉、薤（xiè）菜等。

另外，这类病人还可以吃些咸味的食物。咸味的东西可以软坚，就是能够把坚硬的东西软化掉。咸味的食物主要有小米、鸡肉、桃子、葱等。这里我强调一点，一定要多喝小米粥。黄色的小米虽然颗粒小，但性温，喝小米粥能够暖胃，对人体非常有好处。过去女人生孩子后，妈妈送的都是小米粥或者鸡汤，从五味上来讲，小米、鸡肉都归味于咸，可以软坚散结。同时鸡汤是发物，可以把身体的瘀滞发掉，所以鸡汤对产妇很有好处。

在果实当中，桃类也可以软坚散结。另外，葱的外皮稍硬，里面中空，也有辛散的作用，它对人体气机的通畅非常有好处。

（3）患乳腺疾病者的药补

虽说"药补不如食补，食补不如神补"，但既然已经得了病，还是需要服食一些药物进行调养。前面我们说过，血不足是导致乳腺病的原因之一，那么如何补血呢？中医常用阿胶来补，但其实阿胶并不能直接补血，而是利用阿胶的固摄作用来聚拢血。

怎样才算补血了呢？中医认为，血有一种向外散布的动能，如果人体内血散得太厉害了，就会显出一种缺血或者贫血的象。出现这种情况可以用阿胶来收敛一下，让血散的动能不要太过。

中医说的补首先是要稳住，保持现状，固摄住现存实力，而不是我们老百姓通常认为的吃各种补品。也不是吃什么补什么，开玩笑地说，吃了盘腰花就贴在自己的腰子上。

其实，补血最关键的一点还是通过吃食物来补。因为胃经主血，只要能吃，食物的精华就能变现为血。中国有句俗语："能吃是福"，只要能好好地去吃饭，正常地消化，就是最好的补血方法。原则是先补脾胃，让脾胃气足了，然后消化吸收能力才能增强，整个身体也因此而强壮起来。

◆ 关于乳汁保健功能的趣谈

我们知道，在历朝历代的皇帝当中，清代皇帝是平均寿命最长、活得最久的。那么为什么清代的皇帝寿命比较长呢？

首先，清朝皇帝都是满族，喜欢运动，爱好锻炼，骑马打猎是常事。

其次，清朝的皇帝都酷爱中国传统文化，写诗作赋，笔走游龙。这样的修身养性，对健康大有裨益。

再有就是他们养生有方，常用的有两大补品：一为蟠桃酒，二为鹿茸血。

蟠桃酒不是酒，而是乳汁。清朝的各代皇帝们从小都有个奶妈子，天天吃人乳。《西游记》里说天上王母那里有蟠桃，三千年一开花，三千年一结果，吃了蟠桃就长生不老、益寿延年。中医把"人乳"叫作蟠桃酒，也暗示着人乳能使人长寿的意思。人乳是一种营养价值极高的东西，而我们前面说过，乳汁是血的变现，非常容易被人体消化和吸收。所以清代皇帝深谙此理，从小到大从未离开过蟠桃酒补身。

过去的老北京南苑一带都是养鹿的地方，名鹿苑，就是专供清朝皇帝饮鹿茸角里的鲜血所设。

中医认为，鹿角在春天生发，鹿角的生机旺。鹿角中生机最旺的地方是角尖，所以就在角尖的位置钻一个洞，往洞里滴一点酒，酒就会把鹿角中的鲜血赶出来，喝这个鹿角尖的鲜血自然最有营养、最有生机。

扫码观看视频

第十四讲：乳房

第三节　五脏六腑之心

从本节开始，我们来了解一下五脏六腑。五脏六腑总共有十二个脏器：五脏是心、肝、脾、肺、肾、心包；六腑是大肠、小肠、胆、胃、膀胱、三焦。在这十二个脏器中，最关键一个脏器就是心。

心为君主之官

《黄帝内经》认为心为君主之官，它统摄身体的五脏六腑。假设把五脏六腑看作一个"国家"的话，那么心就是君主、皇帝。既然有君主，自然还有太监、丫鬟、大臣、士兵等层层包围着它、保护着它，这种层层包围、保护使得心不受任何邪气干扰，这就是中医所说的"心不受邪"。一般情况下，心是不会受到任何邪气干扰的；即使受到干扰，心也是最后一个受到伤害的。

中医将五脏都对应比喻为一定身份的人，很有意思，了解了这些就知道各脏器的一些功能特点（见五脏功能对应官制表）。

五脏功能对应官职表

五脏	肺	肝	肾	心	脾
官职	丞相	将军	大力士	君主	谏议之官

心脏疾病与心脏养生法

◆循行心脏的经脉有病会引发心脏疾患

中医认为，心脏病的发作不是单纯心脏的问题，与很多走心脏的经脉有关。

肺经走心脏，走在心经的前面。如果肺经有病，就会使人心烦胸满。

胃经也走心脏。如果胃经得病，就会"心欲动"，就是总感觉心里慌慌的。

脾经走心脏。脾经得病会引起心下急痛，就是会感觉心突突乱跳，而且心里面急痛。脾经的病多为湿邪所致。

如果心经得病，嗓子会干，嗌干心疼，属于心血虚，是由于心血不够引起的。

肾经、心包经的疾病也会造成心脏病。心包经造成的心脏病是"心中憺憺（dàn）大动"，就是明显感到心扑通扑通地跳。

此外，胆经的病也会造成心脏不适，比如说心胁痛，人躺在床上只要一转身，心脏就有刺痛感。这是胆经的生机不旺，气化不利所造成的心脏病。

就心脏的问题来说，主要涉及两个方面：一是心主血脉，二是心主神明。

因为心主血脉，所以血脉瘀滞会造成心脏病；心又跟肺经、胃经这些经脉有关，所以哪个脏器的病都会造成心脏病。现在很多人死于心肌梗死，死者最后的表象都是心脏停止跳动，大家通常认为是心肌梗死发作，大面积心衰所致，其实这种大面积心衰的背后跟肾、肺、胃等都有着密切的联系。

心之神为神明。假如某人神明错乱了，心神就会惑乱，处于迷惑之中。例如，抑郁病的真正根源就是胃经和肾经的病，是由于胃肾大伤而造成的心气大伤。胃气如果不足，心血也会不足，同时因为胃主血所生病，血的来源都是胃经，人体的营养物质也统统是从中焦脾胃来的，这叫"中焦取汁变化而赤"。所以如果心血不足，神明就迷惑，出现一种惑乱的象。

◆心脏病与十二时辰的有机联系

中医养生很关注时间概念，从某种意义上说，中医之学也可称为时间之学，中医的养生必须要遵循时辰养生。

我们可以通过学习十二时辰养生，来了解心脏病的真正病因，并作出相应的养护。

比如说早晨五点到七点是卯时，大肠经当令；上午七点到九点是辰时，胃经当令；九点到十一点是巳时，脾经当令……那么假如身边有人心脏病发作，我们最好看一下发病的时间，通过时间就可以对应地知道该段时间所当令的经脉是什么，就可以初步判断有可能是哪个经脉的问题引发了心脏病。

十二时辰与当令经脉对应表

时辰	时间段	当令经脉	时辰	时间段	当令经脉
子时	23：00~1：00	胆经当令	午时	11：00~13：00	心经当令
丑时	1：00~3：00	肝经当令	未时	13：00~15：00	小肠经当令
寅时	3：00~5：00	肺经当令	申时	15：00~17：00	膀胱经当令
卯时	5：00~7：00	大肠经当令	酉时	17：00~19：00	肾经当令
辰时	7：00~9：00	胃经当令	戌时	19：00~21：00	心包经当令
巳时	9：00~11：00	脾经当令	亥时	21：00~23：00	三焦经当令

如果心脏病发病的时间为早上，特别是该时段要是吃多了，那就有可能是因为"子盗母气"引发的问题。"子盗母气"的原理跟五行的相生相克有关，我们稍后作详细讲解。

如果心脏病发病时间为下午，可能跟小肠经、膀胱经或肾经有关。

中医认为，心与小肠相表里，很多疾病不直接反映在心上，而是先反映在小肠上。小肠经的当令时间段为下午一点到三点，这期间如果出现胸闷、心慌、气短等症状，都是心脏病的前兆。如果这时人要是再生气或者再得气郁之证，就很可能引发心脏病。

膀胱经的当令时间是下午三点到五点，该时间段如果阳气不足，就会造成心脑的血往上输布的力量不够，有可能引发心脏病。

肾经的当令时间是下午五点到七点，此时肾气的衰弱会造成心梗发作。

◆元气大伤导致的心脏病

在五脏六腑之中，心贵为君主，没有上级管。不过君主还有个别名，叫天子，也就是上天的儿子，那就是天能管君主，如果天的气数将尽，君主再努力也无济于事。这就好像崇祯皇帝，恨不得把自己的口粮都给老百姓吃了，但也没有用，天灾人祸，气数已尽，只有上吊自尽。心这个君主的天就是元气，元气又藏于肾，所以元气大伤造成的心脏病，归根到底是肾病的问题。

元气大伤造成的心脏病主要表现为两种：一种是心脏早搏，另一种是心脏间歇。

（1）心脏早搏

很多人都有心脏早搏的现象。从脉象上来说，早搏会出现"突、突、突"跳得特别快的现象。

早搏意味着人的元气尚可。打个比喻，身强力壮的人因为元气十足，所以给自行车打气时一管子就可以打到底，这打到底就相当于人体正常的心跳。当人生病时元气不足，就没劲了，这时打气就会通过加速的方式打半管气，这个加速的方式就有点类似于心脏早搏。

肾精没劲时，需要用加快的方式完成它一天的工作，就好像开车一样，汽车的发动机就相当于心脏，当油跟不上的时候，车有时候会"突突"地往前跳两下，这就是早搏，它提示我们需要加油了。

（2）心脏间歇

心脏间歇也可以用打气来作比喻，就相当于打了一下后再打半下，然后就需要歇口气。心脏间歇为元气大虚的象。

从脉象的角度来说，如果心脏间歇没有规律，那么病人的身体状况还可以，心脏间歇会慢慢地消失掉。最怕心脏间歇有规律，一旦有了规律，就要出大事了。我们在日常生活中要去注意这个问题。

◆避免引发心脏病的生活陋习

大吃大喝、暴饮暴食、便秘都会导致心脏病发作。

（1）大吃大喝、暴饮暴食会引发心脏病

春节期间常有老人突发心肌梗死，这是为什么呢？中医里讲喜则气缓，人一过喜，心气就会散掉，因为喜这种情志是跟心相关的。过春节的时候，全家都会团聚，这样的日子老人格外高兴。对于上岁数的人，本来心气就有点散，一高兴再加上大吃大喝，胃气不足，使得心气全部跑到胃那里帮助消化食物了，人就会出现心肌梗死的情况。为什么心气会帮助胃气呢？这其中蕴含着五行相生相克的道理。

阴阳五行相生相克原理认为，火生土。五脏之中，心为火，脾胃为土。火生土，就是说心（火）是胃（土）的母亲，而胃就是心的儿子；五脏之中的脾与六腑之中的胃为阴阳关系。五脏为阴，五脏并不直接创造"价值"，它们就像高级官员，虽不直接创造"价值"，但是它们作用很重要，要统摄底下的六腑（百姓）。底下的六腑干了活，就要交租税给五脏。所以，可以说五脏是收钱的部门，钱就相当于人体的精，精足了，人的身体就强壮了。国家有钱了，人民就富足强大了。

五脏之一的脾为阴，六腑之中的胃为阳，这个阳（胃）运化起来就要把所有的营养物质提供给阴。而胃气如果不足，胃会向谁借"钱"呢？是向与自己有阴阳关系，且主收敛的老婆（脾）要呢，还是向有生育关系的母亲（心）要呢？答案是很简单的，老婆（脾）是主收敛的，是收钱的匣子，可不是搂钱的耙子，管它要自然要不到。所以当儿子（胃）的要是缺钱了，最好方法就是跟母亲（心）要，一定要得到。这就叫"子盗母气"。

故此，老人身体本来已经很虚弱了，一旦要是胃气夺了心气，就很有可能导致心脏病发作。这就是为什么老人吃撑着了会引发心脏病的原因。

（2）便秘会引发心脏病

有个相声界的名人上午死于心脏病，从了解到的各种情况看，死因很可能跟他曾经有便秘症相关。

为什么这么说呢？中医认为，肺与大肠相表里，就是肺气和大肠是相互关联的。如果病人大便干燥，大便的时候就会憋一口气往下使劲去排便。这时，病人肺心之气如果很虚，大便又急着往下行，下面使劲排泄，在大便排出的一瞬间，底下一空，上面立刻就会空掉，这样就会促使心脏病发作。

心脏病的发病与我们日常中的生活陋习有关，了解了这些，我们就知道了该如何去规避，如何进行心脏养生。

第四节　五脏六腑之肺

肺主气，司呼吸

肺，是人体中的一个重要器官。中医认为，肺最关键的功能是主气，司呼吸。

那么，气从何来？大多数人认为气是从口鼻的呼吸之中来，但是中医并不这样认为，中医认为"人受气于谷"。这句话的意思是人体中的气来自食物，从中焦脾胃中来，中焦产生的精华就为气。《黄帝内经》中说"谷入于胃，以传于肺"，人所吃的东西的精华上输于肺，由肺再将人体精微物质转输到五脏六腑、四肢百骸，这样全身上下都有力气。

《黄帝内经》还说"肺司呼吸"。我们现在的政府机关里有司长这个职位，是主管某一个部门的。肺的一个功能就是主管呼吸。

呼吸是利用胸膈上下的运动来升降气机，中医非常强调如何调理全身气机的问题。药王殿里医圣孙思邈的像都是坐在老虎身上，手里擒着一条龙，叫作降龙伏虎，道理何在？人体的气机当中最难以掌控的就是主条达的肝与主肃降的肺，这一升一降之间的掌控与平衡在治疗里非常重要。如果能将肝和肺的功能调节好，使其各司其职、各尽其力，就叫降龙伏虎。对医家来说，能否通过调整肝肺二脏来达到调理全身气机顺畅运转的目的，也是衡量一名医家高明与否的指标。

传统养生学非常强调调理呼吸，从调理呼吸下手来练功夫。为什么要调理呼吸呢？实际上是要利用胸膈的上下运动来积精累气，达到阴阳相交的目的。

肺还有一个重要的功能叫作治节出焉，这是什么意思呢？我们知道，有天下大乱，也有天下大治，治和乱是反义词，治就是安定、稳定、正常的意思。节在这里就是指节气，比如说，有些老人在节气转换的时候会出现骨节疼痛，或皮肤湿疹容易长在关节处，这种疾病就和节气有关，因为人体的气跟季节密切相关。"治节出焉"就是说如果肺气正常，人体内的正常治理和调节都可以靠肺的肃降功能来完成。

肺的疾病

肺经是从中府、云门出来，沿着手臂内侧最上缘走过来的，一直走到大拇指的内缘。一般来讲，肺经出现问题会导致身体出现以下病症：手臂疼痛，手掌心灼热，肩背疼痛。

肺气虚的人还有一个象也很明显，中医里叫"小便数而欠"，"数"的意思是一次次的，"欠"的意思是少。就是说，去小便的次数很多，但每次尿得又很少。这种情况日常很多见，比如开会的时候，经常会看到有的人一趟趟地往外跑。他们跑到厕所里尿一点点就又回来了，这就是典型的肺气虚的象。治疗这种病应该从肺出发。

肺气虚还会导致尿色发生变化，因为在肺主肃降的过程中，营养物会出现一些变化，尿色也会因此而变化。

下面我们具体讲解一些常见的肺病。

◆咳嗽及其治疗

肺病之中最普遍的一个就是咳嗽。现代人有一个误区，认为凡是咳嗽都是肺出了毛病，所以治咳嗽全从肺治。这是有问题的。

《黄帝内经》认为"五脏六腑皆能令人咳"，就是五脏六腑都可以成为咳嗽的诱因。中医中有专门的闻诊，就是根据咳嗽的声音来判定病出于哪里。比如，如果咳嗽是嘭嘭而喘咳，咳嗽声很嘹亮的话，是肺咳；一会儿咳一声，声音很虚弱的话，有可能是大肠咳或肾咳。

咳嗽可分为两类：外感咳嗽和内伤咳嗽。

外感咳嗽是风寒、暑湿、燥火等一些外部节气的变化或者邪气横行所造成的，外感患者会出现发热、头痛、身痛、咳嗽等症状。

内伤咳嗽大多久治不愈，总是咳嗽，人慢慢地虚弱下去。

刚得此病时，有的人是实咳，嘭嘭而喘咳，咳声特别嘹亮，这是身体还有劲的一个标志。

如果咳嗽出来的是黄痰，说明体内还能够化火，基本上已经接近治愈了；当咳嗽的声音越来越小，出现青痰的时候，就说明身体已经很虚弱了；如果咳嗽出来的是白痰，而白痰相当于命痰，就说明已经把体内里的一些精华搜出来了，这是一种很危险的象。

一般来讲，内伤咳嗽属于虚证的咳，为阴盛阳虚。得这种病的人一般喜欢吃辛辣的食物，因为辛的东西可以起到辛润的作用，这也是人体自救的一种体现。

治疗咳嗽病例：

前段时间，我的学生遇到了一个已经咳嗽十年的病人，她四处求医，病没治好，身体却越治越虚。天天"咳咳"地咳嗽，五脏已经极端虚弱。

学生跟病人和她的家属说，如果想彻底治愈的话，会有一个象，就是开始会咳嗽得特别剧烈，从原先每天都轻微地咳，转变为到夜里咳，而且会一直加重到整夜地狂咳睡不着觉，一般人接受不了。

患者的老公说没有问题，能扛得住，绝对能扛得住，您给她开药吧，这次我们就是想治好。学生开了药让患者吃，等到了真狂咳不止的时候，患者的老公不干了，说不行了，还是送医院吧，已经连续几夜地没完没了地咳了。我学生对他讲，你老婆原先有这么大劲咳吗，这回终于有劲咳了，你还不知足，咳成这样多好啊，忍着，接着咳。而且我早跟你们说过，这病一定要发出来，不可以藏进去，这时不能打退堂鼓。结果他们又回去熬了一个星期，一天突然不咳了，彻底不咳了。

还是前面提过的观点，我认为治病有两种方法，一种是往下压的治法，一种是往外宣的治法。我认为这种久咳虚证最好用宣法，把病藏在里面是隐患，宣出去便可治愈。

◆ 肺结核

肺结核是肺病中比较常见也比较厉害的一种病。这种病的发病原因是脾胃（土）不生肺（金）。

按五行相生相克来讲，土本应生金。而在五脏六腑之中，脾胃属土，肺属金，如果脾胃（土）太弱不足以生肺（金）的话，就会得肺结核病。所以这又回到一个老生常谈的问题，只有能吃，肺气才能足，气血才能运转流畅。人体的五脏六腑之间有重要的关联性，比如脾胃特别虚弱，中焦脾胃会没劲，上焦也会没劲，而中焦的劲又来源于下焦，就是来源于肝肾。所以久治不愈的肺结核病跟肝肾虚弱也密切相关。

中国古典文学名著《红楼梦》中的林黛玉得的就是肺结核，俗话叫肺痨。得这种病的人基本会出现以下几种症状：

（1）子午潮热

我们前面说过，子时（夜里十一点到凌晨一点）和午时（中午十一点到下午一点）是阴阳转换的时间段，子时是一阳生的时刻，午时是一阴生的时刻。在这两个时辰中，如果阴阳气机不融洽、不和谐，就会阳气浮越而不藏或者是虚阳外越，阳气不断地往外冒，人体就会感觉潮热。

（2）盗汗不止

夜间本应该阳气敛藏，但是肺结核患者阳气太弱，收藏不住，就会出现盗汗的现象。盗汗对人体的伤害很大，原因上一章讲心的时候我们已经说过。

（3）患者逐渐出现面黄肌瘦之象

面黄是土气外泄、脾胃很弱的象，所以患肺结核的人的脸色发黄，而且变得极瘦。像林黛玉就是很难胖起来，因为脾主肌肉，脾胃极其衰弱的话，肌肉就会极度消瘦。

（4）肺结核患者还会浑身乏力

人脾湿太重，就会经常拉稀，并产生困倦，喜欢躺在床上。像林黛玉就总爱躺着，吃完饭都要躺会儿，这是没有力气的象，原因是肺朝百脉，如果百脉不足，整个人的气机就会很虚，周身不利。肺气虚会导致全身无力。

◆ 哮喘病及其保健治疗

哮喘也是一种常见的肺病。

年轻人得哮喘还相对好治一点，年老的人得哮喘就比较难医治了，因为上岁数的人肾气衰败得更厉害，身体虚弱，治疗需一点一点进行。

得哮喘病的人往往在小时候会有发烧史或者过度服药史，得病之时如果没有吃对药，就有可能把正气消耗掉，寒邪就会趁机进入脏腑。

举例来说，如果小孩得了鼻窦炎、咽炎，多数家长觉得既然孩子有炎症，那就给他吃消炎药吧，结果是消炎药把病往里引，小孩又没有那么大的代谢能量，导致病虽被压下去了，可在体内留下了巨大的隐患。

哮喘病的发展是有规律可循的，发展过程一般来说先是感冒，然后是鼻窦炎、咽炎、气管炎，气管炎后是哮喘，病一步一步地往下走、逐步加深。哮喘已是这种病很深层面的一个表现。实际上，哮喘应该是下焦的病，即是肾病。

如果人吸气时间长，呼气时间短，就是一种哮喘的象。中医认为，这属于水邪上泛。用药很简单，上焦的病一般用苓桂术甘汤来治，下焦的病一般用真武汤之类的药来治疗。真武汤里会有细辛这味药，因为它是搜肾寒的。具体在用药方面还是要通过咨询医生来决定。

另外，还有一种是吸气特别短，呼气特别长的象，叫"肾不纳气"，就是说肾精不足以把气吸进去。如果属于肾不纳气的这种病，那么治疗这种哮喘可服用金匮肾气丸之类的药，具体到个人情况还是要咨询医生。现在很多人在求医无门的情况下，有时会自己乱看书、乱服药；这是要出问题的，我的建议是：第一，别轻易乱吃药；第二，掌握一些医理，不可以病急乱投医，虽说古有"久病成医"的说法，也要沉下心来的人才能成医，把医理学明白了，才知道对错。

现在很多人在呼吸上都有问题，有的人呼吸太浅，就在胸膈以上；有的人稍深一些，但也不是正确的呼吸方式，我们应该学习腹式呼吸。

所谓腹式呼吸就是一定要用到腹部，从腹部这里进行的呼吸、发出来的气会完全不同。比如练唱歌的人，他们的气就是从丹田发出来的，所以练唱歌是对人体有好处的。因为唱歌的人总要通过腹部呼吸，这样就在气机上对人的胸膈进行了很大的改善。这是对人体非常有好处的。

◆ 流感及"时尚"病保健

流行性感冒也是一种肺部疾病，号称"时尚"病。在春、秋两季经常会发生大规模的流行性感冒。

关于流感，中医有很多经典的说法，比如，"冬不养阳，春病必温"，意思就是冬天不好好养藏，春天一定会得瘟病；"春不养阳，夏病必暑"，意思是春天不好好生发，到了夏天一定得暑病；"夏不养阳，秋病必燥"，意思就是夏天不好好生发，到了秋天一定会得燥病；"秋不养阳，冬病必寒"，意思就是如果秋天不好好养阳气，到了冬天一定会得寒邪之症，例如会出现咳嗽等病症。

这些古语其实告诉我们一个道理，养生必须要看前三步、后三步，要想这个季节身体好，必须要前一个季节先养好。也就是说，春天的养，实际上是为夏天而养；而夏天的养又是为了秋天能身体好。

流行病肆虐的时候，并不是所有的人都会被感染，肯定会有一些人毫发无伤，这些没事的人就值得我们研究，看看他们是怎样生活的，就可规避掉那些本不该做的事。

以"非典"为例，当时老人和孩子得"非典"的人并不多，原因就在于现代社会中，只有老人和孩子生活是有规律的，该吃饭时吃饭，该睡觉时睡觉。而那些被"非典"击倒的人多为壮年人，他们的生活习性很有问题，晚上不睡，早上不起，冬天又常无度地耗散自己，怎能不病。

不光说流行性感冒是"时尚"病，其实现在很多病都是"时尚"病，只要你过着极其不规律的生活，不符合养生规律，比如到了该结婚的时候不结婚，不该结婚的年龄偏偏要去结婚，这些都属于不"守时守位"，那"时尚"病自然会找上门来！

从疫情发生来说，春季的疫情多从南方开始，这跟气候相关。随着温度的逐渐升高，逐步向北；而秋季的疫情多从北方开始，随着温度的降低向南方发展，这是流行病随气候、温度变化而变化的一个规律。

要想规避这些，就要悟到"一天当中有四季，一年当中有四季，一生当中也有四季"的道理，要把四季之道把握好，同时也要掌握一个根本的养生原则——春生、夏长、秋收、冬藏。

对人来说道理也一样。比如，人年轻的时候就要好好学习，好好地发展自己；到了中年的时候，该收获的时候就要去收获；到老年的时候，该敛藏的就要敛藏，所以人老的时候"戒之在得"，要懂得知足。

所以，太过随性的生活对人体来讲是有伤害的。我们一生要因循着四季养生的规律去生活，只有有规律的生活，才能保养好身体。

扫码观看视频第十五讲：
五脏六腑（上）

第五节　五脏六腑之脾

脾的功能

上一章我们说过，生活要遵循一个养生原则：春生、夏长、秋收、冬藏。从五脏与四季的对应关系来说（见五脏与四季的对应关系示意图），春对应的是肝，夏对应的是心，秋对应的是肺，冬对应的是肾，那么中间是什么呢？脾为中，脾是五脏六腑中央之神明。

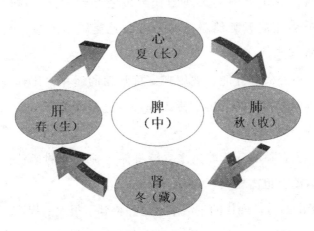

五脏与四季的对应关系示意图

"脾"字很有意思，左边是个月肉旁，右边是个婢女的卑字，脾就像人体五脏六腑这个大宅门中的丫鬟一样，但是它对人体来说至关重要。

脾的功能是什么呢？《黄帝内经》称脾为"谏议之官，知周出焉"，认为脾是要"知周"的，就是要了解四方的情形，清楚自己该做的事情。比如，脾的一个很重要的功能就是承担着把胃腐熟出来的全部精华上输于心肺，所以脾这个丫鬟虽然做的事情很细碎，但却至关重要。

五脏六腑这个大宅门里最怕脾生病，脾这个丫鬟一旦生病，没人给烧柴，没人给做饭了，也没人伺候主子们了，整个大宅门就瘫痪了。所以脾病是大病，又被称为"富贵病"。

如果脾努力把食物的精华往上送，就叫"上进"；如果它不好好干活，不往上送，专门往下送，就叫"下流"，这样就出大麻烦了。当精华不往上走而往下走时，糖分就会随着尿流失掉，而糖原是保证肌肉正常运动的基本营养物质，如果都流失了，人就会得糖尿病，人体就会慢慢虚弱下来。因此，中医认为糖尿病就是脾病。

我们吃进食物，然后通过脾胃的消化获取营养，那么，这些营养是怎么分配的呢？

首先，吃进人体的东西当中最精华的营养一定是被五脏储藏起来。我们说家庭生活中丈夫挣的钱会被老婆收去，人体也是，最好的营养物质会先被五脏储藏起来。五脏就是藏而不泄，会随时把好的东西收藏起来。

然后，另外大部分能量被用来支持脏腑的运化，比如发挥大肠经的功能去排便，维护小肠的正常工作等，这是人能够一天天存活下来的基础能量。

最后，还有一部分营养用来支持身体各种肌肉的运动，哪怕是一个手指的运动，也需要气、需要力量和营养。

需要指出的是，现代的生活水准已经得到了很大的提高，尤其是食物，甚至过于精致，过去我们还能吃些粗粮，现在基本上很难吃到了。

其实，适当地拒绝一些高营养食物是有利于健康的。很多城市中的人在周末有空的时候爱跑去农家院里过一次农家生活，吃些五谷杂粮、粗茶淡饭，这是好事。

脾病

脾病主要有重症肌无力、糖尿病、胰腺炎和胰腺癌几种，下面来具体谈谈。

◆重症肌无力

重症肌无力是脾病。这种病与长期郁闷、争强好胜、缺少运动有关。它有一个很明显的症状——肌肉痛，最后痿软无力，道理很简单，脾主肌肉。人老了以后眼皮会逐渐往下耷拉，这也是肌无力的一个症状，说明脾的功能开始衰退了。中医还说："治痿独取阳明"，就是这类病一定从脾胃下手治，脾胃功能强了，肌无力的情况就解决了。还有，此类病人要改变心态，生一口大气也会导致肌无力的症状。

再者，患重症肌无力的人一定要避开空调。空调老吹的地方不是好地方。

就拿中国传统四合院来说，为什么要设个影壁墙，这里面自有道理可言。影壁墙就是设在门口阻挡邪气、宣发正气用的。古人讲究不能让家里的正气毫无遮蔽一下子散掉，需要用影壁墙来拦一下；同时，也不可让外面的邪气直入居室，故要建影壁墙。过去凡是做生意的门口，一定要有一个屏风，这和影壁墙是一个道理，用来挡邪气，宣正气。这就是中国的"中庸之道"。

◆糖尿病及保健预防

(1) 糖尿病的成因

对于现在的老百姓而言，最常见的脾病就是糖尿病。人的脾本应该把精华送给心肺，但是脾这个丫鬟不好好工作，它不往上送，却往下送，人体所需的糖分都从尿走了，使肌肉不能正常运作。

人得糖尿病的最主要原因是饮食不当，好东西吃多了，导致营养过剩，再加上房事不节和缺少运动。现在还有一些青少年也得糖尿病，这或是因先天不足造成，或是与青春期发育的时候，手淫过度有关。

传统中医里没有糖尿病这个词，把这个病叫消渴，并分为上消、中消和下消。

上消的症状是会出现口干口渴；中消的主要症状是"消谷善饥"，就是特别能吃，但却又很瘦，有的人血糖还会低，如果不吃东西，就会浑身大汗淋漓；下消的症状是便秘、尿多。

此外，有些患糖尿病的人浑身肌肉缺失感觉，末梢神经麻木，这是典型的脾主肌肉出现的病变。

出现这些症状主要是因为虚火过旺，导致"津"的功能过度，把脏腑组织的液全给排出来了，带动血往上走的力量减弱了，这样就会出现血液黏稠、血糖高、尿糖高以及尿多、食多、口渴、便秘等症状。

这些症状中医里解释为：口渴喝水是为了自救，相当于饮水自救，通过多喝水来解除口渴的问题；食多就说明食火过旺，消化系统消耗大，人体老是感觉饿；便秘就是津的问题了，因为脾虚火过旺，导致"津"的功能过度。

"津"的功能过度是什么意思呢？就是我们身体的营养物质过度向外开泄。举个比较形象的例子，"天津"。天津就是一个港口，我们通过港口把货物往外运。

津不是指液体，它是一个动词，是液体向外渗的功能和过程。津的功能过度是由于大肠的问题所造成，大肠主津所生病，这就很好地解释了大肠里面的两个病，一个是便秘，另一个是拉稀。大肠属于阳明火，火正常的话，往外津液的功能会恰到好处，所以大便是不软不硬的。如果阳明火盛、不正常，津的功能过度，大肠里的液全都津出去了，结果就会便秘。所以便秘一定要"治津"的功能。如果大肠火没有了，就没有力量往外津，就会拉稀。便秘和拉稀，根本原因都是"阳明燥火"和津的问题。所以，不能靠拉稀的方法治便秘。

糖尿病初期会出现一个象，就是撒出的尿泡沫特别多，这是因为代谢出去的各种各样的营养物质和垃圾相对多。男人在撒尿的时候，一定要注意观察一下自己的尿，如果泡沫增多，那就说明要多注意生活习性了。

凡是刚刚发现糖尿病指标不正常的人，一定要注意正常吃饭，因为你本来脾胃功能就弱，再不好好吃饭，会越发地没劲。一般情况下，只要饮食规律，锻炼身体，很快就会好转。

（2）糖尿病的保健预防

在日常生活中，我们应该怎样预防糖尿病呢？已经得了糖尿病的人，又该怎么办呢？这里有几个原则：

第一，饮食要坚持少荤多素的原则。在糖尿病初期，病人应该多以黄豆等豆类食品为主。

第二，患病之后，要少懒多动。多运动对人体来说非常重要，因为脾主运化，也就是干活的，如果你不让脾干活了，反而对它的损伤更大。所以患糖尿病的初始阶段不要太在意指标，要在生活当中注意锻炼，吃好睡好，这样病情就很容易得到改善。

第三，补脾阳和肾阳。从中医理论上讲，脾的功能之一就是主肌肉、主统血。因此，治糖尿病一定要补脾阳和肾阳。补脾的运化功能就是让这个丫鬟重新好好去工作，而不是补脾阴，这个要特别注意区别。

第四，灸法可以治疗糖尿病。治疗糖尿病可重灸关元穴和中脘穴。因为灸关元穴可助脾阳，并能让命门火大动起来；灸中脘穴可治脾胃，中脘穴位于剑突和肚脐连线的中点。

糖尿病病例：

我曾遇见一个糖尿病病人，因为医生规定他这也不能吃，那也不能吃，他已经快把自己饿死了，看着别人吃水果、吃蛋糕，馋得不行。这个糖尿病患者只是初期，我就特纳闷，你干吗不吃呀，于是告诉他随便吃，但一定要注意锻炼身体，每天晚上爬趟香山。

登过一段山后，他的指标全都正常了，但他觉得不对头，自己琢磨如果这么简单就能治好糖尿病，那怎么都把糖尿病描绘得那么恐怖。于是他又去找气功大师，让气功大师给他治。我开玩笑说，这就是中医里的"信巫不信医"。说句实在话，这种人是不可救药的，你明明都好了，按照正常的生活方式生活不就挺好吗，偏去折腾。

糖尿病中期的治疗有一个方子：每顿饭都以黄豆为主食，多吃黄豆饭、蔬菜和豆制品，只吃少量的瘦肉。一般人两三个月就可以痊愈，而且连药都不用服。但是每天要坚持锻炼身体，这很重要。

有的人特别看重各项指标，我想说的是，人不是靠指标活着，而是靠感觉活着，只要你感觉很好，你就是很好。指标是靠不住的，人老的时候，像血压的指标一定会升高，老盯着血压140（毫米汞柱）干什么，如果你的血压到150（毫米汞柱）了都没有太晕，这说明你需要这么大的压力，身体的本能就在通过用加压的方式来解决问题。所以，我们不要过分地看重指标，没有多大意义，对身体也没有什么好处。

◆胰腺炎和胰腺癌

近几年，胰腺炎和胰腺癌在呈上升趋势。胰腺癌在癌症之中已经上升到第五位，而且胰腺癌是癌症里死亡较快的一种。

先说一下胰腺有什么功能。胰腺跟饮食密切相关。当食物进入胃后，人体就会发出信号，这时胰腺就会分泌胰液，肝胆就会分泌胆汁。所以，人吃再多的东西，如果没有胰腺分泌胰液帮助消化食物，营养物质也会白白地流失。

人得胰腺炎、胰腺癌的最主要原因是什么呢？

第一，暴饮暴食，饮食极度不规律。

第二，吃得很好，但缺乏运动。

第三，心情郁闷，思虑伤脾，生活压力过大，又不懂得发泄。

第四，房事过度，欲望太多，也暗耗肾精。

以上四种原因在很大程度上会导致胰腺炎。胰腺炎仅仅是很疼痛，如果再不注意，继续发展下去，就有可能导致癌症。

脾的养生注意事项

脾的养生要点其实很简单，没有任何玄奥的东西，就是要求我们日常生活中好好吃饭、好好睡觉、不生气、多运动。

好好吃饭就是因循着"早吃好，中吃饱，晚吃少"的原则。

好好睡觉就是根据时辰养生法，每天夜里十点多钟就上床去睡，早上睡到自然醒；另外该大便的时候要去大便，不要憋着。

人活一世，要学会把事情看开，不要于事无补地自寻烦恼。

最后一条就是多运动。

上面说的这些，其实是中国传统养生里最重要的道理，看上去简单，却需要持之以恒的毅力。

营养过剩可导致疑难杂症

现在的很多疑难杂症都和营养过剩、不注意锻炼有关。

平时，吃的高营养食物过多，而我们的身体并不具备完全消化和吸收它们的能力，所以即使天天吃海参、鲍鱼，这些东西也只会成为身体内一堆没用的垃圾。如果再不积极锻炼身体，垃圾便堆积成有害物质。

假如吃饱了不运动，就算营养到了肌肉也没有用，反而无形中还增加了脾的工作量。如果始终不能消化这些营养，慢慢地就会在身体内凝滞成湿气。但人体内并不需要这种湿气，最终使得人体多调一份元气上来把湿气化掉。这就告诉我们：不运动也会耗散元气，营养过剩是导致现在大多疑难杂症的一大原因。

第六节　五脏六腑之胃

胃为后天之本

人体的生长发育、维持身体正常运行所需要的一切营养物质都靠脾胃供给。胃为后天之本，也是气血生化之源，是制造精血的源头。我们身上的精血全是通过胃消化饮食而来的。

同时，胃是六腑之海，胃在六腑之中就像大海一样，六腑的运化全在于胃能否消化吸收。胃的好坏以及运化正常与否都对人体有着巨大的影响。那么，胃的好坏跟哪几个因素密切相关呢？实际上跟吃、睡、情绪的关系都很密切。

胃"以降为顺"，就是胃在人体中具有肃降的功能。胃气是应该往下行、往下降的，如果胃气不往下降，就会影响睡眠，导致失眠，这叫作"胃不和则卧不安"。

当真阳元气充足时，则胃气可降；而当元气虚弱时，则会出现腹胀、反酸、呃逆等"不降反逆"的症状。

另外，临床上一般是用胃气的虚弱与否来诊断病情的轻重情况。如果胃气虚弱，就有可能引发多种疾病。

《黄帝内经》一再强调，任何时候胃脉都不可以绝，胃脉一绝人体大限将至。这个道理很简单，胃脉一绝，连吃饭、吃药的能力都没有了，人就无可救药了。

所以一定要注意，不要把脾胃伤了。好好吃饭是关键，只要还能吃，康复就有望。

胃病

胃病是日常生活中比较常见的病，主要有胃溃疡、呕吐不止的病症。

◆ 胃溃疡

一般来说，导致胃溃疡病症主要有以下两个原因：

第一，思虑太过。中医说"思则气结"，如果人的思虑过多，想一个问题总想不清楚，气就会总调在上面，这样就会造成胃血不足，人就很容易得胃溃疡。

第二，郁闷生气。我们前面讲过，胃跟情绪的关联非常大。常常人一生气，就会胃痛，如果肠子和胃都不好好工作，那么，不是便秘，就是腹泻。

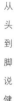

日常生活中常有一种受"夹板气"的人。在工作中，上面有上级，下面有下级，正好夹在中间，如果协调能力欠佳，就会经常受夹板气；在家庭生活中，上面有父母，中间有老婆，下面有孩子，如果处理不好家庭关系，同样四面八方受气。这种郁闷生气直接后果是容易造成胃气和胃血不足，引发胃溃疡以及消化功能不良等疾病。

所以，了解了得胃溃疡的两个主要原因，我们就完全可以通过减少思虑，放松心情的方法来预防疾病，还是那句老话，治病先治心。

◆ 呕吐

前面我们说过，胃气不降除了会卧不安外，还会导致经常性呕吐。如果胃中特别寒，凝聚力太过会造成胃气凝结，胃气不容易下去，就会出现肚胀、反酸、呃逆等不降反逆的症状。

那么，在现实生活当中，我们如何调理好胃的功能呢？

最主要的一点就是好好吃饭。吃饭时除了要注意饮食结构、合理搭配、营养均衡外，还要特别留意的一点就是吃饭时千万不能生气。我们中国家庭的传统做法是，有条件就想一家人围坐一起共同进餐，应该是其乐融融，愉快放松，如果这种时候言语不当，特别是常有人在这时批评责备小孩的过错，就会严重影响孩子的肠胃功能，导致出现肠胃疾病。再有，吃饭一定要细嚼慢咽，切忌吃得太快，也会损伤脾胃。

服药的注意事项

人不可能一辈子什么病都不得，从来没吃过药的人也几乎没有，但我们一定要清楚地知道，是药三分毒，药和食物的最大区别就是药有偏性，吃药就是利用药的偏性来对抗疾病。我们万不可拿药当饭吃。

对于吃药，中医有一个最基本的原则，"一切的药，前提是固摄脾胃"。而且我们人一出生就等于活在了后天，脾胃是后天之本，只要脾胃没有问题，能吃能喝，人就能活下去；而脾胃一伤，无可救药，离去西天极乐世界不远了。

关于服药，中医还有一个秘诀，我特别提醒大家注意：凡是吃下的药使你的胃不舒服了，那就坚决不要吃了。所谓不舒服指的就是使你吃不下饭、睡不着觉，或者是吃饭时感觉胃疼。要区别对待的一点是，如果是胃寒的话，用的药里可能会有干姜，干姜为热性，驱寒用的，用它来解决胃里面的溃疡问题，这会造成胃疼，这是正常现象。

另外，胃气不降或腹胀时，可以采取揉腹的方法，如果是胃寒，可以用艾条熏灼中脘穴，每次 10 分钟左右即可。

第七节　五脏六腑之肝

肝的功能

◆ 肝主藏血

肝主藏血。"人卧则血归于肝",就是人只要一躺下,肝主藏血的功能就能够发挥。

肝在人体当中的重要功能是一个过滤和藏血的过程。那么这个过程是如何控制的呢?肝就像一个阀门一样,人只要一闭眼或一睡着,阀门(肝)就会关小或者关上。也就是说,只要合上眼睛,人体的整个代谢就开始放缓。对人体来说,代谢的放缓是一种保护功能。

只有肝能藏住血,身体就能正常运转。首先,"肝受血而能视",就是我们的眼睛之所以能看见东西是由于血的作用,所以肝提供了血给眼睛"而能视";其次,"足受血而能步",意思是血脉只有到达脚上,人才能够行走,走路才有劲儿;然后,"掌受血而能握",就是血能走到手上,才能握起拳头,如果握不起来就跟血不足有关;最后,"指受血而能摄",血能到达手指尖,人才能完成各种很精细的动作。

我们在睡觉以及刚刚醒来之时,要注意避风,这样才能保障气血流畅。如果刚刚睡醒就受风，会使得血凝于肌肤之间，此血称为恶血，这种恶血对人体来说伤害巨大，会导致一些很严重的疾病；如果血凝固在血脉中就会形成血栓，导致血流不畅；如果血凝于手足，就会出现厥症，即四肢冰凉的症状。

对于恶血如何处理呢？一般来说，耳朵后面会出现青筋，在这里采用放血的方法就可把恶血散掉。

◆ 闭目养肝

在传统养生中，非常强调通过常闭眼来养肝。比如在看电脑的时候，我们一定要记住每隔半个小时或一小时就要闭闭眼，让眼睛稍微休息一会儿，闭一会儿眼就相当于"藏"，这对人来说非常有好处。如果能经常闭眼休息的话，就相当于养肝。

这里再次涉及"补"的问题。不是吃东西才叫补，补有很多方法。对于肝来说，在日常生活中经常闭眼就是补，相当于固摄。固摄就是保存现有实力，跟打仗一样，当你暂时打不过对手的时候，保存现有实力本身就是一种胜利。等待精气神都足了以后，才有劲去消灭敌人。所以，在精不足的情况下，保存现有实力就算大补。

◆ 五脏与五华

中医认为，五脏分别有五种不同的表现，这五种表现称为五华（见五脏与五华的对应关系表）。

肝血、肝气在人体上的表现就是手（爪）。我们常说"肝变动为握"，如果手的握力出现了问题，就可能意味着人得了肝病。另外，指甲跟肝血也有关系，仔细观察指甲，如果上面有很多的竖棱，就说明肝的功能可能出现了问题；如果以前是竖棱，通过注意养生保健，逐渐出现了横棱，并且一点点往上长，就说明身体在慢慢恢复之中。这就是肝在手上的一个表现。

五脏与五华的对应关系表

五脏	肺	肝	肾	心	脾
五华	毛	手（爪）	发	面色	唇

这里顺便介绍一下其他四脏对应的人体表现。心的表现是面色，正所谓心之华为面色，脸色苍白就是心血不足的象；脾之华为唇，嘴唇干瘪无血色就是脾虚；肺之华为毛，如果皮毛憔悴或者很不滋润，就意味着肺的功能出现了问题；肾之华为发，如果头发干枯变白就是肾精不足所引起的。知道了这些，我们就可以常观察自己的身体的变化，掌握和了解自己的健康情况。

◆ 五脏与五变

中医里还有一个"五变"。五变指什么呢？就是五脏的功能所对应出现的五种不同的变化（见五脏与五变的对应关系表），这里的"变"指的是病变。

肝的病变表现在握力的减弱上；心的病变表现在气机内收，四肢厥逆，就是手脚冰凉；脾的病变表现为哕症，就是因胃气不降而往上打嗝；肺的病变表现在咳嗽上，如"嗳嗳而喘咳"；肾的病变主要表现为战栗，就是打哆嗦，感觉寒入骨髓。

五脏与五变的对应关系表

五脏	肺	肝	肾	心	脾
五变（五种病变）	咳	握	栗	忧	哕

◆ 肝主怒

在五脏之中，肝是主怒的。人一生气，"怒则气上"，气就会往上攻，气全被调在上面，底下空了就会发生病变。比如出现飧泄，身体没有能力去消化吃进体内的食物，造成拉稀、腹泻，甚至出现完谷不化，即吃什么拉什么。所以，不要仅以为生气、郁闷只会伤肝，其实会伤及身体的各个方面，引起多种病变。

我们常说人活一口气，正常人的气机应该是一团泰和之气，上下的气机都运转得很通畅，肝和肺的运转也要正常。反之，如果经常发脾气或者心情郁闷，气机运转难以通畅，会对肝造成很大的危害。

肝病与养生保健

◆肝病的致病原因

现在得肝病的人越来越多，主要的致病原因是什么呢？

第一，长期的抑郁、劳累甚至过度透支。因为肝喜条达，主疏泄，如果长期抑郁，气机就得不到宣泄；另外，劳累会伤肝，《黄帝内经》里有"肝为罢极之本"，是说身体能量是有一个限度的，五脏六腑也有一个限度，如果能量过度透支，会导致肝病。

第二，不良的生活习惯、饮酒过量。现在很多人疲于应酬，在饭桌上觥筹交错，喝酒无度，无形之中增加了肝疏泄毒素的工作量，使得肝出现病变，如酒精肝、肝硬化等。

第三，长期熬夜。成年人正常的睡眠时间应为 8 小时，正常的应该是从晚上十一点左右开始睡觉，这样在凌晨一点到三点间进入深度睡眠状态，这个时辰是养肝血的最佳时刻；如果这个时辰不睡觉，就养不足肝血。

第四，不良的饮食习惯。比如吃不卫生的东西或者饮食不规律，饥一顿饱一顿，这就会影响肝的气机。

◆肝的养生保健

肝病的传变具有一定的规律，它会随着元气的逐渐虚弱而恶化。

一般肝病的发展过程是先得乙肝，然后传变为肝硬化，再是肝腹水，最后是肝癌。

在治疗肝病的时候，一定要先恢复脾和肾的功能。从阴阳五行来讲，水能生木，而肝为木，肾为水，肾水生肝木，肾水就相当于肝的根本。肾水要想生肝，肾水首先一定要足，而肾水的是否充足跟人体脾胃的功能十分相关。只有脾胃的功能健全了，才可以充分消化食物，获取最好的营养，这样才可以增加肾精，达到补肾的目的。肾水充盈后，肝就有了根本，就会逐渐好转。

中医常说，元气是人先天带来的，并且元气藏于肾，多出来的元气又藏于奇经八脉，但是没有一味药可以入奇经八脉，也就是藏于奇经八脉的元气是补不了的。那只有想办法补肾。元气直接补不了，但我们可以把元气当作钱那样放进银行里，通过好好吃饭、好好睡觉、少调元气，这样就能生出一点利息来，这点利息对人体来说就很有用了。所以要想真正地彻底地治疗肝病，一定要有很好的睡眠。

睡眠对人体来说十分重要。中医认为夜晚的睡眠为阴，白天的生活为阳，可以通过睡眠（阴）来养白天的生活状态（阳）。如果睡眠不好，白天的生活状态就会出问题。生活中，有的人日夜颠倒，晚上睡不着，白天犯迷糊；还有的人觉得夜深人静好工作，这都是认识上的误区。因为在人体中，肝主理智，如果夜里睡不好，人的整个思维能力都会下降，过度耗散使得人的整个机体运作出现问题。

肝是无法补的，只有用破法才能对肝进行养护。破法就是破郁法，这是一种很简单易学的家庭护肝锻炼法。我教大家一个揉腹破肝郁法：

第一，先开带脉。带脉是人体经脉当中唯一横向的经脉，它是约束十二经脉的，就像一根皮筋一样，它紧，十二经脉就紧；它松懈，十二经脉就无拘束和懈怠，所以，把带脉开合弄好对人体很关键。所以，在揉腹前先开带脉，就是把左手放在肚脐，右手放在后腰，沿着腰带一圈来回按摩腰36下即可。双手摩热之后，还可捂住腰眼，因

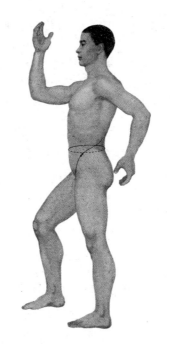

带脉示意图

为肝肾同源，护肾就是护肝。

　　第二，揉腹。揉腹破郁法的关键是先泻后补，通过揉腹达到通畅经脉的目的。如何揉是有讲究的，不能乱揉。中医认为，逆时针揉为泻法，顺时针揉为补法。

　　我们在揉的时候，先逆时针地去揉，把手掌心的劳宫穴对着自己的肚脐，女子右手在下，左手在上，男子反之，尽量大面积地揉腹，最好能揉到肝区的部分（肝在右肋骨下面），逆时针揉完了再顺时针揉。

　　我们应每天坚持这么揉，揉的次数可以 36 为基数，每次是 36 的倍数即可，揉的时间可自己掌握。

　　破郁法最重要的原则是晚上睡觉前要揉，早晨起床也可再加一次，长期坚持对身体大有好处。

　　由于我们不经常运动，肌肤腠理之间尤其是肚子上会形成各种各样的条索状的或其他形状的筋结，这种筋结久而久之就会导致身体的不适。如果在揉腹中，看到哪个地方有筋结，一定要用手指把它逐渐地拨开；揉腹还能够把腹水泄掉，改善代谢能力，对恢复肝的功能也是非常有好处的。

酒文化与肝脏保健

中医常说"烟酒，奇物也"，就是烟酒都是很奇特的东西。烟是热性之物。酒就更加奇妙了，它具有水火二性，表面看上去是水，点着了却是火；而且传统中医还认为，酒还主生发之机，这大概就是中国酒文化绵延千年而不衰的原因所在。

◆ 无酒不成席，何不饮雅酒

中国是一个非常讲究饮食文化的国家，酒文化中有一句话，"无酒不成席"，所以我们在日常的应酬中必然会碰到喝酒的问题。

从古到今，中国人传承了喝酒的习俗。但是我们要知道，古人喝酒是很注重节奏的，他们喝酒的方式不像我们现在这样推杯换盏、狂饮无度，而是常把喝酒作为一种仪式，一定要有歌舞助兴，在观赏中慢慢品味，有意放缓节奏。

此外，古代喝酒一定是烫过的，边饮佳酿，边吟诗作画，不仅情致高雅，还十分有利于健康。现代人常常省略了酒在养生中的奇妙功用，仅当作应酬之物。《黄帝内经》讲"以酒为浆，以妄为常"，说的就是如果你滥饮无度的话，必将会导致一种非理性的生活方式。

◆ 酒可入药

在这里，要特别指出的是，人只能微量饮酒，借饮酒之机，稍微地宣一下、生发一下，这对人体是有好处的。

人如果在喝酒上不节制，会导致一系列疾病，尤其是男性。从生理上讲，男性没有月经，因此，男性肝疏泄的能量和渠道就少；而女性有月经，女性的疏泄渠道就比男性多了一道，女性可以通过月经把肝郁疏泄掉一部分，所以有句俗话叫"女性天生三分酒性"。

中医认为，女性妇科病里有些病恰恰需要用酒来宣一下。但是对于男性病来说，用酒就不太好，除非是当男性病很重的时候，比如一些过于瘀滞的病有可能用到酒，中医里有一个方子叫当归四逆汤，在服用时里面一定要加黄酒，这是因为黄酒对疏通经脉有功效，而且，可以引领诸药到肝经。

在冬季养生当中，也建议大家喝一点酒，酒要加热喝，不能凉喝。对女性而言，醪糟是最能补女性气血的，对身体有好处，可经常用些。

另外，还要说的是，肝经在人体当中是最奇特的，它直接绕生殖器而循行。肝病以及中度糖尿病人都属于肝受到了损伤，这就会影响到患病者的性功能。所以此类病人要注意对酒有所规避。

扫码观看视频第十六讲：
五脏六腑（中）

第八节　五脏六腑之胆

胆主生发之机

成语有"肝胆相照"，这来自中医对肝胆关系的一种认识。《黄帝内经》认为肝与胆相表里，就是肝和胆的关系十分密切。

胆的主要功能是主生发。晚上十一点到凌晨一点这个时间段是胆经上岗值班，这时只要胆一生发，一阳生起来，后面的阳就会陆续跟上来，慢慢地全身都会生发；但只要胆不生发，全身就都无法生发。这就是胆经对我们人体的重要意义所在。

胆病

现在胆囊方面的疾病比较多，比如胆囊炎、胆结石。

导致这些疾病的原因还是跟不良的生活习惯有关，比如睡觉很晚，从来不睡子午觉（子时指晚上十一点到凌晨一点；午时指上午十一点到下午一点），这种人以文字工作者居多。

暴饮暴食也会引发胆病，因为胆汁的分泌跟食物相关，过度吃饭和饮酒都会造成胆汁分泌的紊乱。

情志过度压抑也会使得胆无法生发，造成胆囊方面的疾患。

如果胆生发不起来，那么人的两颊就会发青，这是胆气瘀滞的象；另外，有的人会面如蒙尘，就像脸上蒙着一层脏土一样，这属于被压抑过度的象，一般企业的中层管理者和那些常受"夹板气"的人容易患此疾病。

中医认为，人的气不足会造成虚火过旺，而虚火会导致"津"（液体向外渗透）的功能过强，就会使饱和的胆汁溶液产生结晶，于是就产生了胆结石。

另外，蛔虫的钻入也是产生胆结石的原因之一。

第九节　五脏六腑之肾

肾的功能

◆肾为封藏之本

《黄帝内经》"六节藏象论"中有"肾者，主蛰，封藏之本，精之处也。其华在发，其充在骨"。就是认为肾有一个很重要的作用，它是身体的封藏之本。肾是主藏的，是精所凝聚的地方。

精是什么呢？精就像钱，当人体缺少某种东西的时候，比如说缺红细胞或者白细胞了，这个钱（精）就可以去立刻变现。所以，精对人体非常重要。

那么，中医中认为血又是一个什么概念呢？血是带着精往前走的舟船。精就相当于血里面的营养物质、最精华的东西，而血这只舟船带着精往前走。心主血脉，心能够把血泵出去，使血到达人体的各个末梢。

既然精藏在肾里，元气也藏于肾，可见肾对我们而言意义重大。

◆肾为作强之官

《黄帝内经》把心比作君主之官；把肺比作相傅之官，相傅之官就是既像宰相又像皇帝的老师；而把肾比作作强之官。作强之官就相当于大力士。我们人的力气到底是从何而来呢？是从腰来的！从肾发出的力才叫作力量。所以，肾就相当于一个大力士。

我引用一下古代的战车来做个比方。一般来讲，古代的战车上面一定要坐三个人，坐在前面中间的是车夫；然后左为贵，所以左边坐的是君主、将军或者元帅；右边坐一个人，这个人就是大力士。

大力士有两个用处：一是保护君主，他是君主的卫士，而且善于打仗，如果心这个君主出问题了，那一般是肾的工作没有做好；二是要推车，古代没有柏油马路，道路坑洼不平，车常陷入泥里，这就需要大力士把车推出来。

我们理解了这个比方，就明白了心和肾之间的相互关系。肾是护佑心的。前面讲心脏病的时候提过，最严重的一种心脏病是由于肾精大伤所导致的心脏病，在讲到心脏早搏、心脏间歇的时候还提过，这些病也与肾有着相当密切的联系。

肾病与肾的保健

◆浮肿

浮肿是肾病最常见的症状。因为肾主水，它的象是水，而肾又在最低，所以，它是主水液的。如果肾阳不足，水液就会四溢，造成浮肿以及腹胀、腰痛、肩背痛，更严重的有可能会出现眩晕。

中医认为肾与膀胱相表里。我们前面说过，表里就是指它们间的关系就好像一对夫妻一样。肾为里，膀胱为表，一个在里面，一个在外面，肾就相当于妻子，膀胱就相当于丈夫。如果丈夫（膀胱）在外面工作得很好，那一定是妻子（肾）很好，妻子是贤内助嘛；如果妻子不好、家里后院起火，那丈夫的工作也会受到很大的干扰；如果丈夫出现了问题，妻子也会在家里心神不宁。这就是膀胱和肾的关系，它们是互相连带的，用句俗话说，就是"夫妻本是同林鸟"，两方中谁出了问题，另外一方都脱不了干系，会彼此影响。

◆干燥症

干燥症、水肿这类病虽然是肾病，但从内在的角度来说跟太阳膀胱经的经气不足有关，正是因为阳的工作力量太差了才造成了肾病，而此病在生活中属常见病，发病率很高。

治疗这类病的时候，不能只治肾而不治膀胱。膀胱经作为人体后面最长的一条经脉，是一条很重要的经脉，它主阳、主气、主表；而肾是主水、主里、主阴。所以，我们明白了它们之间的关系，很多的疾病就会得到很好的解决。

◆三高症

三高症是指高血压、高血脂、高血糖，在中医中也是脾、肾两脏的病变，其症状是血脂黏稠、血脂高、血压高、血糖高、口渴和便秘。

现在越来越多的人被这类疾病所困扰。此病主要是由于肾精不足造成虚火过旺，津的功能过度，以及营养液的功能不足，最终导致组织液全都排泄掉了，所以就会导致血的黏度过高。

我们在生活中完全可以通过注意饮食结构、锻炼身体和保证睡眠等一些措施来避免患三高症。

治疗三高症的首要一点就是一定要做运动，通过加强锻炼使得膀胱经气足起来，这样就能把体内垃圾一类的东西代谢掉，自然就可以恢复健康。

◆房劳与肾耗

一般提到肾，就会谈到房劳的问题。劳则气耗，中医里说的"劳"都是指"房劳"，就是性生活。房劳耗的是什么呢？耗的是肾气。房劳就会出现喘息（里）和出汗（表），所以过性生活可以使"里"和"表"全都通畅。

但我们要特别记住的是过性生活有一个很重要的原则，人只能在身体好的前提下过性生活，这样内外经脉都会通畅，对健康有益，中国古代所谓用房中术治病的道理也就在于此；但在人身体不好的情况下过性生活，就是消耗，而且是重度消耗，因此要慎行。

◆恐则气下

从情志上讲，如果过恐就会影响肾的功能，因为恐则气下。人只要担心害怕，气会往下行，而气的下行就会导致出现很多问题，例如下焦腹胀等。

关于"恐则气下"，有这样一个故事，挺有趣。过去有一户人家要生孩子，但是难产，于是就去请了一位名医。医生来到他家里看过病情，说这个好办，于是拿起一堆钱币走到产妇的房间里，往墙上一扔，结果孕妇就把孩子生下来了。这家人很好奇，问名医这是为什么？名医哈哈大笑道："孩子都是来抓钱的嘛，一听钱响就出来了。"这当然是一个玩笑。中医对其的解释是：产妇听见钱哗啦啦地撞击墙壁的声音，不知道这是什么声音，就产生惊恐，恐惧会令体内之气往下走，于是孩子一下子被推了出来。

扫码观看视频第十七讲：

五脏六腑（下）

第十节　五脏六腑之大小肠

为什么看病时大夫都问大小便如何？

古代有"入国问俗"的说法，就是当你新到一个国家后，一定要先问它的风俗，要依据人家的习惯去行事；然后还有"入家问讳"，当你到一个陌生人家时，你首先要清楚这户人家有什么避讳，不要做人家不高兴的事情；再有是"上堂问礼"，对待老人，一定要问礼数是什么，这样才知道该如何去施礼；面对病人的时候要问什么呢？很强调"临病人问便"，就是要问一下病人的大小便。

为什么大夫要问大小便呢？中医说，"肺与大肠相表里""心与小肠相表里""肾与膀胱相表里"，实际上大小便的问题不单纯是肠胃的问题，问"二便"是在了解肺、心、肾的功能，肺、心、肾跟大小便有着相当密切的联系。比如，当小便出现一些问题时，与肾气足不足、命门火衰不衰都密切相关。

大小肠病

现在有很多的人得大小肠病，致病的原因在肺和心，前面我们说过，"肺与大肠相表里""心与小肠相表里"。如果形成了肺寒的话，一定会导致大肠寒；如果小肠的吸收出问题，心脏就一定会出现问题，因为小肠吸收的所有东西都是跟心连在一起的。

◆ 便秘

大肠病会导致一个很常见的问题——便秘。现在很多人受便秘困扰，这是一个临床多发病。有的人通过吃寒性的食物使自己拉稀，想以此来治疗便秘。这个方法不可行，久而久之，会对身体造成更大的损伤。

应该如何注意便秘的问题呢？首先，当然是求助于医生。另外，也要学会一些自我判断的方法，下面我简单介绍一下：

（1）阳虚便秘的人神情比较冷漠，脸上看不到神采，容易疲惫，但没有腹胀的问题。中医治疗这种便秘常用白通汤。

（2）阴虚便秘的人胸烦气躁，常吐黄痰。中医治疗这种便秘常用麻仁丸。

（3）还有一种属于阳明胃实证，这种人如果大便的问题不解决，常会出现胡说八道、口臭气粗等症状。《伤寒论》中介绍，治疗这种病可用大小承气汤。

当然，我们学习中医要知道一个道理，中医讲究的是辨证论治，就是对病人都要采用望闻问切的方法进行病情甄别，辨明到底是病在太阳证、少阴证还是在厥阴证上。根据证的具体情况对症下药。这里涉及两个"证/症"字，一个是言字旁的"证"，一个是病字旁的"症"。"症"指是病象，比如说便秘是一种病；但是中医里强调的是"证"，就是一定要看归属问题。只有辨对了"证"，才能下药。因此，有可能来了 10 个患便秘的人，开的却是 10 种不同的药，因为他们是在不同的"证"里。

◆ 泄泻

拉稀的问题基本属于湿邪，就是湿气不化。为什么湿邪会化不掉呢？主要是因为命门火衰，就是人体内的火不足所造成的。

从
头
到
脚
说
健
康

196

比如五更泄就是在早上四五点钟时狂泻，而且这种病容易久治不愈。介绍两种可以尝试治疗此病的方法：一是隔姜灸，把一片厚厚的姜放在肚脐上，然后放上艾炷点燃重灼肚脐，这种方法要长久坚持才会有效果；二是可以去买同仁堂的附子理中丸，此药能够有效地解决五更泄的问题。

◆ 溃疡性结肠炎

一般来说，长期饮用冷饮、饮食习惯不当、处于压抑状态以及使用空调，就有可能造成肺寒，久而久之可能形成胃寒，一步一步往下压，就有可能形成肠寒，会得溃疡性结肠炎。到目前为止，西医仍认为溃疡性结肠炎是不治之症，对于西医来说很头疼、很难根治。

西医一提到炎症就要用抗生素，而溃疡性结肠炎越用抗生素越糟糕。因为抗生素会改变人体的菌群，不断的菌群改变会增加治病的难度，越去杀菌，越使得大肠内壁的能量减弱，使治疗适得其反。

喝冷饮是一大忧患，无节制地喝下去，未来得肠癌的人会越来越多。所以，我在所有演讲、讲座时都会重点提到这个问题，如果要教育一代年轻人，首先就要从拒绝喝冷饮开始。

我对自己孩子喝冷饮这方面是下了狠心的，我儿子再怎么反对，一概没用，坚决不让喝。我儿子常说有个当医生的妈妈太痛苦了，永远不能喝各种冰镇饮料，我说你就等着将来谢谢妈吧！

既然明白了得病的原理，就要从源头上把问题彻底解决。培养孩子们良好的生活习性，给他们一个健康的未来。这才是做家长的责任，才是真正地关爱孩子。

◆ 其他大肠病

如果胃中寒，就会出现腹胀的问题。

肠中寒就会出现肠鸣、泻泄，这种泻属于飧泄，就是吃的饭没有被消化，吃什么直接排泄什么。

如果是大肠寒，还会引发"当脐而痛"，就是肚脐周围特别疼痛，甚至病人不能久站，连带的前阴也会疼痛。

出现上述问题时，中医有一个食疗的方子，叫当归生姜羊肉汤。汤的做法为：当归150克，生姜250克，羊肉500克，炖煮以后让病人服用。这个方子也可以用来对治疗产后腹痛、产后瘀血等病。

我们常说"是药三分毒"，其实中药的有毒是偏性的问题，完全在于医生怎么个配法。就老百姓而言，最好通过食疗的方法在家里就解决了腹痛这类疾病。我们在冬至前一阳生之际，也可以喝当归生姜羊肉汤，它补阳的作用也非常好，利于养生保健。

在冬至以后阳气升起来的情况下，我们可以喝些虫草鸭汤来养生。鸭子属阴性，本应该烤了吃，这里怎么又推荐煲鸭汤喝呢？中国养生学中所说的煲鸭汤，用的一定是老鸭，就是相当于过了"更年期"、阴阳之性已经不太明显的鸭，这种鸭的性已经很平和了，用它煲鸭汤是取其平性、中性。中国古代在吃方面的养生有非常多的道理，还以冬至以后养生为例，要吃平性或者偏寒性的东西，这样与阳气互相制约。

◆膀胱病

本节说的膀胱病单纯指小便的问题。中医认为，膀胱经是一条走人体后面的阳经。肾与膀胱相表里，膀胱的气化功能产生尿，并把尿推出体外。所以人撒尿的问题与膀胱的气化功能有关。

有个有趣的现象，男子撒尿时如果尿得不痛快，会有个习惯性的动作——努腰，这就是在用肾的劲把尿往外拱。

小便的问题分两类：一是遗尿，二是癃闭。

一般小孩都有遗尿的问题。一两岁的小孩子身体尚未发育健全，在这种肾气未充足的情况下都会遗尿。所以这时小孩遗尿是正常的生理反应，不用治疗，尽可顺其自然。等到孩子年龄大一些，控制能力增强以后就能自然而然地解决。

遗尿对于老人来说也是一种正常现象，因为老人的肾阳衰退，已经固摄不住了，固摄的力量与年轻时相比相差很多，气化能力不够，所以每次尿的也少，还常遗尿。但是有些中年人也出现遗尿，这就要检查身体的状况是否有问题了。

还有一种小便病叫癃闭，症状是想尿但尿不出来，憋得慌，甚至造成小腹胀痛。癃闭属于膀胱不能气化所致。

大小肠养生法

近些年，社会所流行的养生文化大多强调补肾，让人吃这吃那，以补肾的名义推销各种药物和食品；但我要强调的是，传统养生学并不认为单纯地吃有营养的东西或吃补药就有效果，补的概念是健康的日常行为，有规律的日常生活，这些对于我们的身体来说，才是根本的调养。

◆ 上厕所时不可说话

怎样才能在日常生活中补肾呢？中医认为，上厕所大小便的时候，一定要咬牙，咬牙能固摄住肾气，尤其是在肾精上损害偏大的男人。这是为什么呢？因为牙为肾之齿，是肾精华的外现。但不能乱咬牙，死咬着不放更耗肾气；而应该是"肾齿两枚如咬物"，"如"就是好像的意思，就是好像有两个枣核在两个后槽牙之间，微微地咬着。解手的时候处于一个吸气、气往里收的状态。咬牙，并且提起脚后跟，就等于补了肾气。

而生活中，我们经常看到有人在厕所里一边夹着手机大声地说话，一边大小便，这无疑是在损耗肾气。

我们学养生知识首要的一点就是要认识到如何补和如何泻的问题，清楚什么样的行为会造成什么样的结果。其实就人得病来说，一定是有因有果，人平时不正确的生活方式就是因，损害身体后造成的疾病就是果，自己酿的苦果只能自己去尝。

◆阴阳熨脐法

如果出现我们上面提到的癃闭、小腹胀痛、撒不出尿等问题，应该怎么办呢？

有个方法很有效，不妨试一下，就是阴阳熨脐法。用500克葱白（葱最前面最白的那段），把葱须子去掉，捣烂加麝香（麝香主通窜、开窍的，因为不通才会胀痛，但最好避免使用该药），用纱布包好，分成两包。取一包放在肚脐（神阙穴）上，用热熨斗熨五分钟，不可烫灼皮肤。另外一包用冷熨斗熨。反反复复用冷热熨斗熨几次。

这就是运用"热为阳，冷为阴"的道理来治病，故名阴阳熨脐法。这种方法对治疗尿不出、癃闭的问题很有作用。

◆外达法

有的人在外面冻着了，回家后撒不出尿来。原因是这种人因为气化不足，导致憋在里面尿不出。对于这种受了寒邪之后的尿不出、癃闭的问题，有一种更简单的治疗方法叫外达法。

这种方法是用葱白煎成一锅汤，倒入桶里，人在里面泡着，水要没过肚脐，泡着泡着身体就开始冒热气，如果这时候有了尿意，就尿在桶里，因为人一旦出来后就会感觉到冷，尿就又憋回去了。

葱、姜和大蒜的妙用

在生活中，我们可以使用一些很方便的法门来防病治病。比如，葱、姜和大蒜就是最常用的一些防病治病法门所用之物。

◆葱的妙用

葱有几个别名，如菜伯、和事草、肺之菜等等。这些名字是从何而来呢？

在传统文化中，如果家里有四个兄弟，人们会依次称为"伯仲叔季"，老大称为伯，老二称为仲，依次类推。孔子叫仲尼，说明孔子排行老二。中医给葱取的名叫"菜伯"，就是认为葱是菜里的大哥，这也说明了葱很被看重。

葱的另一个名称是"和事草"。葱的特性是生用主辛散，是开散的；熟用主甘温，偏甜、偏温性。这是葱的两种不同特性。我们吃北京烤鸭的时候会将葱丝卷入饼中一起吃，道理就在于鸭子本身是寒性的，与生葱一起吃就符合饮食的平衡特性了。

葱还有一个特性是外实里空，而且葱白是入肺的，因此，中医里把葱又叫作"肺之菜"。吃葱对人体非常有好处，它有发汗解肌的作用，通上下之阳气、通窍；此外，它还能通二便。葱既能补肺，还能滋润大肠，对人体的上下都有好处。

中药里有一味药，叫白通汤。白通汤是宣三焦、通行三焦的药，其主要成分就是葱白、附子和干姜。

葱白在这味药里的作用就是宣散上焦，从五行的颜色来说，白颜色也是入上焦的；干姜为黄色，是疏通中焦的；附子是黑色的，是入下焦的。

如果女性怀着孕，突然感冒了，怕吃药对胎儿产生副作用，该怎么办呢？可以用葱白和生姜煎汤煮，喝掉后人会微微发汗，感冒就好了。怀孕阶段的妇女身体处于高峰期，浑身的气血都会激发起来，以此来养胎儿。用食疗的方法解决感冒，对人体没有任何伤害。像妊娠伤寒、着凉感冒一类的疾病，可以一边喝煮好的葱白生姜汤，一边用热水泡脚，让身体微微出汗，这样既可治病，又不会对身体和胎儿造成伤害。

葱还有个好处，它可以通气解毒。古人认为葱可以解鱼肉之毒，所以在做鱼做肉时多放一些葱是非常好的。在菜中放葱对人体也有好处，会利耳明目。

我们要注意的一点是：葱在中药里忌讳跟蜜和枣同食，两者相冲。

◆姜的妙用

日常生活中常会用到姜，中药也会用到姜。

姜的特性是辛温、散寒、发表的。它分生姜和干姜两种。

一般来说，干姜是母姜，是经过炮制的。干姜是入里的，用干姜就是在体内帮助人疏通气机，干姜通经脉的效果很好。像里虚的证就会用干姜，胃气不舒的话也会用干姜。

生姜是走表的，表被憋住的时候会用到生姜，用生姜来在表层帮助人体疏通气机。比如，当人被寒邪憋住了或者妊娠期出现伤寒等问题，可以用生姜和葱白煮汤喝。

生姜还有个绝顶的妙用，就是可以止呕，所以又称其为"呕家圣药"。如果人呕吐不止或者有呕吐症的话，生姜是非常好的药。它可以把痰邪、瘀滞的湿邪都散掉。姜皮还可以消水气，消水肿，利湿的效果特别强。如果我们的身体有麻痹不通的地方，也可以用姜。

古代认为，生姜可以通神明，用于暴卒、中风以及痰性中风、窍被憋导致出现突然的晕倒昏迷等病症。中医里有一个方子，用姜汁和童便来降火，去救突然晕倒的人。这是因为姜可以开痰，姜汁能够把痰宣开，窍也就不再被憋了。童便就是小男孩儿的尿，它有个很好的作用，因为它是从人体出来的，用它时就会走熟路，向下走，对人体的损伤也小，可以降火，把上面壅滞的火邪给拽下来。

生姜还有个作用，可以解野禽的毒。古人认为野禽非常喜欢吃一种中药——半夏，由于半夏具有一定的毒性，所以野禽身体内也会带有某种毒性。而生姜是最好的解药，能够解野禽身体内的毒。因此，炖制野禽的时候一定要加生姜。

如果外出突然着凉了，刚有感冒症状，最好用生姜、大枣、葱白一起煮成姜汁汤，上边喝姜汤，下边泡脚，上床后就会发汗，第二天就基本好了。如果是内伤而致的感冒，这么吃也有一定的好处，因为枣和姜能起到固摄脾胃的作用，葱白可散去肺寒。

生活中有的人有一个不良习惯，他们不知道从哪学的，喜欢往黄酒里放些姜丝，或者在其他酒里放些姜丝。中医认为，久食生姜并同时再喝酒，人体内会形成积热，这样就容易使得眼睛出问题，此外还会使痔疮加重。

民间有两种说法，"冬吃萝卜夏吃姜，不用医生开药方"和"上床萝卜下床姜，不用医生开药方"，这里面在说一年四季中和每天都有用姜的问题，道理何在呢？

夏天，人的阳气像大树一样，会浮在外面，而此时人体的五脏六腑很虚弱，内脏恰恰是最寒湿的，所以夏天一定要吃温热的东西。因此，汤里加上姜这种辛温的东西，会对人体起到一种保护的作用。

人在冬天也有自保功能，身体把阳气全部收回来，用以保护内脏，这时候容易造成五脏六腑郁热的格局，吃些清凉顺气的萝卜就可理顺气机。掌握了这些四季饮食上的大原则，对我们养生来说很有好处。

上床萝卜下床姜的道理又是什么呢？人每天晚上上床睡觉时不能思想焦虑，也别让脾胃带着很大负担去休息，所以上床前吃点清凉顺气的东西，让身体保持通爽，会有利于睡眠。晚上睡觉前吃点白萝卜或脆萝卜，可以养人的脾胃。假如晚上看电视的时候把吃水果的习惯改成吃几片萝卜，会对身体很有好处。起床时之所以吃姜是利用姜的生发之机，起床就是要生发起来，再用姜助一把力。

那么人在夜里吃姜好不好呢？当然不好。古代有句话，"夜不食姜，秋不食姜"，夜里和秋天不吃姜。因为夜是主合的，要关闭，天地之气都关闭了，而生姜是主散的。如果夜里吃生姜，那就是天地之气都关闭时，还在拼命地去发散，就会对人体造成损害。秋天是主收敛的，跟夜一样，也是主收的、主合的。这时候吃姜也是不符合养生规律的。

◆ 大蒜的妙用

一般来说，大蒜是不入药的。从药性上讲，大蒜属辛温类，开胃健脾，但是由于其味道过浓，一般不把它放进药里。现在的人已经逐渐认识到，大蒜具有很高的营养价值，经常吃生蒜，对预防很多疾病都有好处。

生活中，有的人酷爱辛辣或者味道特别浓的、具有某种极端性味道的食物，比如臭豆腐，这其实说明这些人有瘀滞、窍不通的情况，需要吃这些东西帮助宣窍。中医认为奇臭或奇香的东西能通窍，比如在窍被憋住的情况下，可用苏合香丸来开窍。

大蒜也能起到开窍的作用。大蒜是通五脏的，对五脏都有很好的通利作用。另外，大蒜可以去寒湿，也可以避瘟疫。总而言之，它对免疫力的提高是有一定的帮助。

另外，吃蒜和葱还可以化肉食，我们做肉菜的时候放葱蒜的道理就在于此，这对我们的日常生活来说也是具有很好的实用价值。

有的人经常流鼻血不止，民间有个方子，就是把大蒜捣成汁，贴在脚心的涌泉穴上。这样可以引壅在上面的火下行，达到止鼻血的目的。

此外，如果腿上出现水肿，民间也有个方子，把蒜捣成汁敷在肚脐上，这种方法可以通下焦、利水，同时可以通便。

大蒜还可以用来做灸，可以用它来隔蒜灸。最好用很辣的独头蒜，把它切成厚片放在肚脐上，然后灸，这对治痈疽、痈疮非常有好处。

我们在用蒜的时候也要注意一点：蒜不可以多食。古人认为多食蒜会耗散人的气，同时也耗散人的血，对眼睛不利。因为蒜是走清窍的，走眼睛，过食蒜容易造成眼睛的损伤或者神经的损伤。

扫码观看视频第十九讲：

大小肠、姜葱蒜

第十一节　腹

腹部

　　腹部，是以肚脐为中心，然后上下分成两腹。下面为少腹、小腹，聚集水等东西；上面是大腹，指脾胃。

　　腹部为阴，所有的阴经都走腹部，比如中线有任脉，两边分别有肝经、肾经、脾经等，只有阳明胃经是一条阳经。腹部既然为阴，所以坚决不可受凉。过去小孩子全身都可以不穿衣服，唯独要有个小肚兜，就是怕小孩子腹部受凉。现在好多女孩子爱穿露脐装，这可是养生学上的大忌，一定会影响女子的月经和生育。

腹部病

　　如果肚子里老咕噜咕噜地叫唤，这是胃病或者是中气不足引起的肠鸣。

　　还有一种病是肚里胀气，但只要放一个屁，就会觉得特别舒畅，这种人常常会觉得身体很重，这属于脾病。

若是大腹水肿，这也是与脾有关。出现水肿是脾无力化湿而生出来。

腹部养生方法

腹部有了上面所提及的毛病，可以从脾着手去治疗。

从穴位上说，治疗下腹的病，主要从三阴交和足三里这两个穴位着手。

所谓三阴交是指这个穴位是肝经、肾经、脾经这三条阴经的交汇之所，解决了它的问题，可以一举三得，把三条阴经的病都给治疗了。

三阴交穴位于小腿内踝上三寸，如果我们用手按该穴，会有酸胀、酸疼的感觉。经常按摩三阴交穴对身体有好处。

中医常说，"肚腹三里留"。三里，就是指足三里。这个穴位是人生的第一大养生要穴。足三里处于胃经上，在膝盖的下缘一横指处（大约三寸）的地方。长期按摩足三里对脾胃的毛病有很大的帮助，甚至对治疗女子痛经也很有效。所

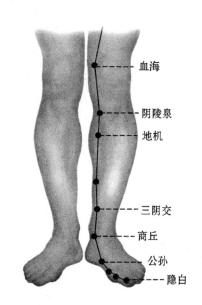

血海
阴陵泉
地机
三阴交
商丘
公孙
隐白

三阴交穴示意图

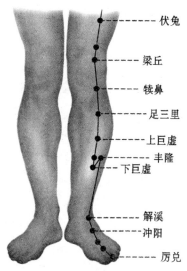

伏兔
梁丘
犊鼻
足三里
上巨虚
丰隆
下巨虚
解溪
冲阳
厉兑

足三里穴示意图

以，我们要经常去按揉足三里、三阴交这些穴位。经穴图对养生保健很有帮助，可以在家里挂一张，方便随时查找有关的穴位。

天姿健身法也是帮助我们锻炼腹部的一个简单易学的好方法。具体做法是我们下蹲时抱住膝盖，然后脚后跟不要翘起，紧紧蹲下。为什么把这个蹲姿叫作天姿呢？因为我们人还没出生在母腹里的时候，就是保持这样一个姿态。这是人先天具有的姿态，这个姿态对人体来说非常有好处，它可以加大膈肌的运动。如果我们能坚持按这个要领去练习长蹲，就能减少得高血压、心脏病的概率，同时还可以收缩盆骶的肌肉。

我们前面曾提到，有一些妇女到了一定岁数后常会出现尿失禁的问题，这种人经常憋不住尿，甚至咳嗽一声都能咳出尿来。如果能坚持进行天姿健身法，对治尿失禁是很有疗效的，同时也会提高夫妻间的性生活质量。

第七章　后背

力气从哪儿来？

现实生活中，有的人力气大，有的人力气小，我们不禁会问："人的力气从哪儿来？"归根到底是从腰来。《黄帝内经》里讲到膀胱经时曾说"膀胱经入循膂络肾"。"膂"字是上面一个旅行的"旅"，下面一个肉月旁的"月"。膂是指人体的哪部分呢？是指人体腰子外面包的一层厚厚的油。

我们常用"膂力过人"来形容大力士的力拔山河，这个膂力就来源于腰。古代形容大力士都说膀阔腰圆，就是人要有力气，一定肩膀很宽阔，肩膀宽阔就相当于肺气特别足，人的魄力大；腰圆指的是有膂腰的地方有两个大包，成圆形，这样的人劲儿会很大。我们前面的章节也多次说过，肾是人体的大力士，肾主人体的力气。

有的人会说，那我以后不吃腰花了，买膂吃就会有劲儿吧？其实，膂是锻炼出来的。人要通过自己的锻炼生出膂，才会力大无穷。

后背疾病

◆ 腰痛

腰痛也是一种日常生活中很常见的病。一般来说，腰痛分为肾阳虚腰痛、肾阴虚腰痛和因膀胱经问题而引发的腰痛。

（1）肾阳虚腰痛

导致肾阳虚腰痛的原因大多为肾火（命门火）衰造成的阳虚证或者是其他几种阳虚所致。比如，用心力过度，想事情想得太过度，都会损害心阳；饮食过度会损害脾阳；房劳过度会损伤肾阳。阳气衰微人的腰就无法正常枢转，就会出现因肾病而致的腰痛。

（2）肾阴虚腰痛

阴虚腰痛是因受寒而导致的腰痛，也有的是由于脾胃、运化不正常，产生湿滞约束了肾的功能所致。

（3）因膀胱经问题而引发的腰痛

膀胱经有问题的话，也会引起腰痛。如果腰脊跟折了似的疼痛，那么基本上就是属于膀胱经的毛病，是阳气不足、气化功能出现问题所造成的毛病。

如果人的膀胱经气阳气很衰弱，就会导致上面引发健忘症，中间引发腰背痛，下面造成腿抽筋。从中医的角度去理解，这些毛病都属于膀胱经阳气大虚所致。

我们常看到一些老板动不动就把脚放到桌子上，表面看上去挺酷，其实这是病，是膀胱经气差的象，典型的阳虚。膀胱经走腿后面正中线，阳气虚的人需要抻拉膀胱经，这样才会感觉舒服，所以说，这也是一种自救的表现。

另外，现在经常有人认为腰酸背痛腿抽筋是缺钙所致，于是补充五花八门的各种钙，吃了也不见好转，其实这种情况不是缺钙，是膀胱经出现了问题。因为腰、背、腿都走膀胱经，腰酸背痛腿抽筋是阳虚证。俗话说"人老腿先老"也是从这个角度说的。

（4）腰痛的医治

如果腰痛的哈不下去，不能俯仰，这是肝经的病。治此病可揉太冲穴，太冲穴位于足背侧，第一、二趾跖骨连接的部位。每天晚上按摩太冲穴，可以有效治疗腰痛。而且太冲穴按上去很痛的人，一定爱生气，所以按摩太冲穴也可以解肝郁。

针对各种腰痛病，中医有一个很重要的治疗方法，叫"腰背委中求"。委中穴位于大腿的腘窝横纹的中点处。如果出现腰背痛，首先要从委中穴治疗，委中穴是一个正好处在膀胱经上的穴位，针刺委中穴可医治腰痛。

在日常生活中，我们也要经常按摩委中穴，按摩的力气要大一些，虽然会有些疼，但对身体有好处。

如果身体受寒，委中穴处有时会形成筋结，中医里有一个很好的疗法——经筋疗法，这个疗法是专门把筋结宣开，最好是用针刺的方法，要按揉的话，需要的时间会很久。筋结宣开以后人腰痛、腿痛的问题都会解决。

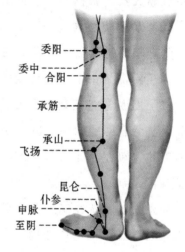

委中穴示意图

假如突遇风寒，着凉进屋后感觉不舒服，猛打喷嚏，这叫"寒闭"，就是被风寒给闭住了。治这个病很简单，趴在床上，针刺委中穴，这时因剧痛而大喊，全身上下出一层细汗，但感冒立刻见好，一服药都不吃。因为针刺委中穴可以迅速驱除寒气，将病症打开，所以很有效。

◆ 强直性脊柱炎

人体的督脉是沿脊柱走的，而男性病又以督脉为重，因此如果督脉出现问题就有可能造成不育症一类的男性病。

现在有一种很常见、很严重的督脉病叫作"督脉为病，脊强反折"，又名强直性脊柱炎。患此病的人转身的时候整个后背都很僵硬，发展厉害全身都不会动。

督脉属于奇经八脉，得强直性脊柱炎大多跟先天的元气损失有关，所以这个病很难治。中医常说，没有一味药可以入奇经八脉，而奇经八脉又相当于人体的十二正经的经气十分充足而外溢出来的东西，就像湖泊一样，是储存人体多余的经气的。所以，这种病的难治程度也就可想而知了。

得这种病还有一个十分重要的原因，与年轻时纵欲过度、手淫过度有关。传统文化要求年轻人"欲不可早"，而且绝对不可纵欲；而我们现在的一些青年人都做不到，这样的后果是导致各种各样的疑难杂症层出不穷。因此，我们在教育青少年的时候需要在性教育方面多做指导，让他们了解正确的性知识。

强直性脊柱炎的治疗，主要是从肝肾两个方面去治，因为元气藏于肾。同时，如果能够坚持练"易筋经"，也可以治疗这种病，"易筋经"里的许多动作都是直接作用于任、督两脉的，比药能更好地作用于脊柱。

◆ 白血病

跟脊髓相关的另一个病症就是白血病。

白血病是脾和肾的病。这种病是因脾肾功能虚损所致。这么说的道理何在呢？因为肾是主藏精的，所以它主骨髓，如果肾藏精的功能出现问题，那么骨髓的造血机制就会出现一系列的问题；脾是统摄血的，骨髓造血的功能和脾的统血功能密切相关，而且脾气强才可以充盈精气，只有精血合一的话，血液才健康。当精血不合，就会导致出现血液病，白血病就属于血液病的一种。

因此，白血病患者会出现白细胞过多、肾精外越而收不住、肾主藏精的功能失灵的象。

白血病的致病原因主要有这样几点：

（1）孩子的父母在怀孕前可能元气亏损，导致生出的孩子先天不足。

（2）患者都有滥用药的历史，用药过度和用药不当会造成白血病。

（3）因忧思伤脾，导致得白血病。

现在患白血病的小孩儿很多，这就提醒家长，首先不可动不动就给孩子乱服药，再有就是不能过分逼迫孩子，给孩子订很高的学习目标。"望子成龙"固然好，但如果孩子不是龙，再逼也没有用，逼出病来后悔不迭。另外，家长过分溺爱孩子也是一种强迫。总而言之，最好的情形是大人要快乐地工作，孩子要快乐地学习，无论成龙成虫，都快乐自在，都有好的心态，这才是人生真谛。

治疗白血病的主要原则是培土固元，土就是脾胃，元就是元气，也就是一定要先培养好脾胃，把脾胃固摄起来，增加其运化功能，才有可能治愈。

后背的养生方法

◆ 整脊法与梳理后背法

中医里非常强调后背的养生。因为后背为阳，太阳寒水主之，所以很容易受寒。古语有"背者胸中之腑"的说法，这里的腑就是指阳。所以，我们在生活中要十分注意后背的养生。

在后背养生之中，整脊法可以治愈多种疾病。

当脊柱出现错位后，可能会引发身体的诸多不适，比如，胸闷、心痛等。通过整脊法就可解决脊柱的错位问题，其他不适随之消失。

传统医学中，也常提到梳理后背法。通过对人后背的梳理，可以把阳通开，这样会对身体内的脏腑很有好处。因为从脊柱发出的每一对神经，都会连着脏腑，当按到脊柱的哪个地方有压痛感时，这个地方就可能存在问题。可以通过轻轻按揉压痛点来达到治疗脏腑的功效。

◆刮痧法与捏脊法

社会上曾流行过一段时间刮痧。中国还拍过一部电影就叫《刮痧》，在国际上拿过奖。在小孩刚刚感冒时，就可以去刮痧，那么在孩子后背的上缘会出现紫黑的象，这是一种瘀滞的象。

小孩感冒初起、刚发烧时，可以通过按压颈椎和大椎穴来治疗疾病。按大椎穴时人体会出现很严重的压痛感，这时手法可以轻点，轻轻地按揉。

如果小孩的脾胃不健壮，最好先不要吃药，因为小孩子的脾胃本来就弱，用药不慎很容易损伤了脾胃。治疗这种病可采用捏脊法。这个方法的道理是通过捏脊把后背梳理开，用阳来引发阴的运化能力，达到健脾胃的目的。

◆腰部不可受寒

腰是人体的中间枢纽，其重要性毋庸置疑。

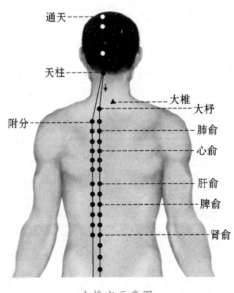

大椎穴示意图

女孩子腰受寒和腹部受寒一样严重，也会引发月经疾患和不育的问题，男人的性功能更跟腰有关，所以更要护腰，没事把两手搓热了，捂在腰眼上，非常有益。上撑两臂，掌心朝上，同时踮起脚后跟，这样站一会儿对腰有益，对三焦有益，对前列腺更有益。

腰是不可以受寒的。现在的女孩子流行穿露脐装，把肚脐给露了出来，可以肯定的是，爱这么穿衣服的女孩子将来得妇科疾病的概率很高。

为什么这么讲呢？因为人的腹部为阴，主藏，你偏偏不去藏了，整个都开泻出来，而且肚脐又名神厥穴，这个地方是很要命的，中医认为这里连针都扎不得，治病只能用灸法，你却把肚脐和腰部都露着受寒，可想而知对人体的伤害会有多大！

露脐会伤害到女子的子宫以及其他方方面面，以前我们看到西方人的生育率偏低，现在中国人也逐渐地出现了同样的问题，这都是因为我们的生活习性和西方人太接近了。

第八章　前阴

男女的不同

中医认为，人的寿命长短与性生活的耗散程度有着密切的关系。人和动物的一个不同点就是动物有固定的发情期，它们会在一个固定的季节发情、交配；但是人却没有固定发情期，一年四季都可以发情。发情时间不固定会导致人过多地耗散元气、肾精，这也是一般动物能活到天寿，而人活不到天寿的原因之一。

生殖之精无论是对人类，还是对动物都有着很大的影响。我们看《动物世界》时经常会看到，有的动物排卵过后，就会丧失生命。这里面蕴含着一个道理，人和动物的个体生命都会消亡，但老天给了一个补偿，就是通过繁衍后代使生命得以持续不断地延续。

中医认为，生门即死门，即人出生的门也就是死亡的门，人因性而生，也会因性而亡，所以《黄帝内经》第一篇"上古天真论"就以肾精的研究和衰亡来论述人的生命。如果人过度耗散的话，就会对人体造成极大损害。

◆女七男八

人与动物存在着很大的不同，同为人类的男与女也存在着很大的不同。《黄帝内经·上古天真论》里提到过一个很重要的定律，叫作

"女七男八"。女七男八的意思就是女子的生命节律跟七有关，而男子的生命节律跟八有关。

女子每隔七年，生理上会发生一次很明显的改变；而男子是每隔八年会出现一次生理上的变化。所以在这些节律点上，男女都要注意养生以应对身体上所发生的变化。

（1）女七

《黄帝内经》说女子7岁"齿更发长"，而男子8岁则"发长齿更"。上面这句话的后面两个词明显地颠倒了一下，这个变化说明什么呢？我们知道，小男孩小女孩七八岁时都会换牙，而换牙本身可以看作是肾功能的一个表现，因为牙齿是肾的花朵，是由肾气所主，而头发长短是由肝气所主。

肾是主收藏的，肝是主条达的、发散的、生发的，这就有一个很重要的道理：女子是收敛在前，生发在后；男子是生发在前，收敛在后。

由于女子收敛在前，所以女子的生殖器全都在身体里边；男子由于是先生发，所以男子的生殖器长在外边。

女子在二七一十四岁时会"天癸至，任脉通"。任脉走人体前面的正中线，从会阴处一直上到人中。任脉又主血，所以任脉主胞胎，它主女子的生育。女子到14岁时，由于任脉通畅、血足了，起于会阴的太冲脉主阳气，也跟人的性有关，冲脉气带着任脉血而行，所以它们主发育人的第二性征。比如，女子到14岁时就会来月经，长乳房；男子到二八一十六岁时就会遗精或者长胡子。这些第二性征的象就全出现了。

有的女性会说，我不是正好14岁的时候来的月经，这怎么计算呢？在古人看来，哪怕女子是18岁来月经，她的生理年龄就相当于14岁；如果她10岁来月经，这一年也相当于生理年龄的14岁。

前面我们提过，古代认为女子14岁会来月经，只要女子一来月经就标志着成熟的开始，这时就要把头发盘上，让媒婆知道，这个孩子已经长大了、成熟了，可以定亲了。但就结婚来说，不是 14 岁就可结婚。中国古代的规定是"女子二十而嫁，男子三十而娶"。这里面还是蕴含着女七男八的思想。因为女子三七二十一岁的时候，肾气平均，"真牙生而长极"，就是身体开始达到一个高峰状态，可一直持续到四七二十八岁那年，肾的功能、肝的功能也达到了一个极点，这时女子身体最健壮。所以，古人认为女子二十而嫁，在生命状态的最高峰期一定可以养育一个很健壮的孩子。所以女人最好在 28 岁之前完成第一胎的生育，这样对孩子、母亲的身体都非常有好处。

女性到了五七三十五岁的时候就开始衰老。传统文化认为女人比男人老得快，35 岁的时候阳明脉就开始衰败。阳明脉指的是胃脉，阳明脉衰也就是说胃气开始衰败了，因为阳明脉走的是脸和额头，所以，妇女到 35 岁左右就有可能脸上出现鱼尾纹，额头上出现抬头纹，同时脸上也显得憔悴。

女性等到六七四十二岁时会出现三阳脉（阳明脉、少阳脉和太阳脉）衰之象。阳明脉走额头，少阳脉走头两边，太阳脉走后脑。三阳脉衰是指头发开始两鬓斑白，前额、后脑也出现白发，这时女人的脸色就不再红润了。

女性等到七七四十九岁的时候，任脉的血开始稀少，就相当于更年期的到来。此时，太冲脉衰少，而太冲脉就相当于阳气，所以阳气阴血虚了，这时"故形坏而无子"，就是形体不那么婀娜了，也不能生孩子了。

（2）男八

《黄帝内经》认为，男子的生命是以八为节律的。男子刚开始时跟女子只相差一岁，男女第一个节律点时，女子七岁，男子八岁。但到后面，男子八八六十四岁和女子七七四十九岁时就相差到 15 岁。男子也是有更年期的，这个更年期就是八八六十四岁。

男子在二八一十六岁的时候，性发育开始。

三八二十四岁的时候，男子的筋骨会很强盛，生命高峰期是从三八二十四岁到四八三十二岁，在 32 岁时身体达到一个顶峰，此时脾肾的功能开始增强了，所以传统文化要求男子三十而娶。

男子五八四十岁的时候才开始有衰老之象，而女子显老则是在五七三十五岁。现实生活中，我们恰恰把这种衰老称之为成熟。

男子六八四十八岁的时候才会真正地显出老相，比如阳气衰竭于上，面容憔悴，发鬓斑白等。

男子等到七八五十六岁的时候就会"肝气衰，筋不能动，天癸竭，精少"。我们前面说过肝是绕生殖器而存的一条经脉，肝气衰的话，男人就会丧失生殖能力。筋是指人体的弹性，生殖器也是有弹性的，男人在 56 岁的时候就会出现所谓的阳痿。当然，也没有必要恐慌，不是说我今年 55 岁了，明年我就完蛋了。而我说到，尽管从出生时间上你达到 56 岁了，但更重要的是你的生理年龄在什么时候达到 56 岁。

男子等到八八六十四岁的时候会"齿发去"。齿指牙齿，发是头发，因为牙齿是肾的花朵，由肾气所主，"齿发去"就说明人体的收敛和生发都衰退了，开始掉牙齿和头发。64 岁以后，就看你先前是怎么养身体的了，从这时开始，用的都是你之前所有的积淀，再也没有新的东西生发了。

◆ 孩子继承的是母亲的智力，父亲的意志力

西方著名的哲学家叔本华曾经说过，孩子继承的是母亲的智力，父亲的意志力。所以"优生学"的第一条原则就是，男子最好在成熟期的时候生孩子。经过生活历练的男人意志力会更坚定，而男子的成熟期在 32~40 岁，所以这时候娶妻生子最合适。

中医认为，人的意志力指的是脾和肾的功能。意是脾的神明，脾左右人是否具有看清事物本质的能力和均衡判断的能力，意跟记忆力有关；志是肾的神明，指的是肾的藏精功能，就是人的定力。男子到了 30 岁以后定力才会很强，这时的男人不仅身体上发育成熟，而且

整个精神也达到了非常成熟、稳定的状态，思维的广度、判断力、意志力都进入了成熟期。

意志力可以直接关系到一个人的成功与否。这个世界聪明的人很多，但只有聪明而缺乏意志力的人最终很难成功；可是很多智商很一般、意志力坚定的人最终却取得了成功。因此，古人认为男子在30岁后娶妻生子会对孩子人生发展有好处。

现在很多国家都建立了精子库，有人认为大学生的精子是最好的，因为能考上大学，说明他们一定都很聪明。这种认识是有问题的。在校的大学生正处于一个灵与肉极度搏斗、情绪非常不稳定的阶段，他们没有多少人生阅历，在意志力方面也有所欠缺，往往没受过什么挫折，精神很脆弱，这种情况可能会导致由其精子所孕育出的孩子在意志力方面存在欠缺。

孩子继承的是母亲的智力。母亲要是很聪明，孩子的智力一般比较高。过去民间有一种说法，"父傻傻一个，母傻傻一窝"。如果父亲智商不高，所生的孩子里面可能只有一个傻孩子；但如果母亲傻、不太机灵，那么，所生的孩子都可能出问题。这也间接说明了女人对孩子影响之大。

◆ 男女的不同之处

男女在现实生活中都有哪些不同呢？这些不同又是什么原因造成的呢？下面我们一一梳理。

（1）男子要自强不息，女子要厚德载物

中国传统文化认为：男子为阳，乾道成男，乾道就是四个字：自强不息；女子为阴，坤道成女，坤道也是四个字：厚德载物。

我们在前面讲乳房那章时说过这个问题，男子应该自强不息，像马儿那样奔跑，像四季更替轮回那样生生不息。女人就要守妇道，要厚德载物。德性要厚一些，像大地那么宽厚，要有承载和包容万物的襟怀。

有位哲人曾经说，看一个社会的文明程度，不是建了多少高楼大

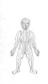

厦，不是发明了多少超现代之物，最关键的一点是培养出了什么样的男人和女人，男人是否自强不息，女人是否温柔敦厚、厚德载物，这才是社会文明程度的一个重要标志。

男子自强不息，要去努力；女子要宽厚，要守道，这其实也是由男女的不同生理特征决定的。从男女生殖角度讲，男子产生精子，数量极多，但一定要勇往直前才有机会与卵子结合，谁冲到最前面，谁才能够得到那个唯一的卵子。这就意味着男子一定要努力，只有努力才能让自己传宗接代，所谓"断子绝孙"就是在说不努力的男人。而从性情上讲，男子产生的精子过多，所以性情比较宽泛，容易对感情不专一。女子一个月才排一个卵，一生也产生不了多少个卵子，而且女人还要经受长达十个月的怀孕期，这都是女子对感情比较专一的一种生理解释。做女人要跟卵子一样，性情主静，很厚重、很踏实地等待。男人和女人的很多不同都和生理有关。但当男女到了更年期以后，性别特征就不那么明显了，最后男女都属"中道"了。

（2）一阴一阳之谓道

社会是由男女共同组成，社会和谐至关重要。中国文化一直非常强调"一阴一阳之谓道"。

"一阴一阳之谓道"这句话就涵盖了男女和谐的问题。我们用现实生活中的一个动作就能很好地解释这句话的意思。

我们走路时，抬起的那只脚为阳，放下时为阴，但是抬起的这只脚一定会落下，所以这就是从阳变成阴；而支撑身体静止的那只脚也一定会抬起来，这就是由阴而阳，就这样一阴一阳、一阳一阴，人就会不断前行。

老百姓每天都在应用这些道理，可是"日用而不知"，可能不知道哪只脚是阳，哪只脚是阴，但是道理就在其中。传统文化十分讲究"大道至简"，真正的大道理都是非常简单的，并非艰涩难懂。

（3）男与女，臣与妾

男人和女人的差异性还可以通过字来看出来。

传统文化中有个比喻很有趣。古代男子一般都自称为臣，"臣"字特别有意思，把它顺时针旋转90度，就好像一个趴着的人。这里边就暗示着男人虽然应该站起来、自强不息，但是趴着一点也不吃亏，也就是男人要学会谦虚地生活，勇于放低自己的姿态，这是一个处世为人的道理。

"臣"字金文

古代的女子一般都自称为妾。"妾"这个字上面是一个"立"，下面是一个"女"，就是站着的女人的意思。女人本该坐着，可是让你站起来，这寓意着作为女人要勤快点，多干活，不吃亏，这也是在说做女人要遵循厚德载物之道。

（4）男主外，女主内

男女的另一个不同之处就是：男主外，女主内。

男人就像太阳一样，太阳主运化，每天从东方升起，西方落下，男人要守乾道，自强不息，勤劳努力。这是循自然规律行走的男人之道。

女子是主内的，为少阴，主收敛。所以男人挣的钱交给女人很正常，甭怕别人说"妻管严"，这是自然之道，可以理直气壮地说和做。

在中医里，阴阳用脏腑来表现。脏为阴，主藏；腑为阳，泄而不藏。

（5）男人和女人谁更长寿？

事实证明，男女寿命是不一样的。特别是现代社会有个趋势，女性的寿命在逐渐增长，而男人因生活压力、劳碌、奔波等原因，寿命在逐渐缩短。未来的社会很可能是一个老龄女性社会。

西方医学发现，人从胎儿期开始，男子的生命就相对于女子来说要脆弱。受精怀孕后胎儿的男女比例在120：100或115：100，就是怀孕初期男孩会相对多一些，但是最终男女生出来后的比例几乎是1：1，这是由于孕期男孩的流产比率要比女孩高。从中医上来讲，男性为阳，阳主动，男孩就容易待不住；而女子为阴，主静，所以女孩的成活概率比男孩要高。

另一个重要的生理差别是男子没有月经。男人由于没月经，疏泄渠道就不如女人多，从性情上男人就偏粗暴一些；女子有月经，疏泄渠道比较好，所以女子性格温柔。这也说明生理结构的不同就决定了男女性格的差异。

从中医来讲，男子耗的是精，女子耗的是血，精血是很不一样的，精比血要金贵。因此对房事而言，男子耗散的程度要比女性耗散的程度大一些，这也是男女寿限不同的原因之一。

（6）男人说事，女人谈情

从性格特点上来说，男人比较理性，女人比较感性。所以我们常说，男人说事，女人谈情。

男人聚在一起时，高谈阔论地说事；女人聚在一起，八九不离十在谈情，这就是男女的差异。女人若能经常在一起交流沟通，会使情志得以平复。男人如果常为大事焦虑，久而久之就会思虑成疾，郁闷的凝聚对人体产生的内伤是不言而喻的。

（7）男人深谋远虑，女人注意现实

男人看事比较长远，与男人的肝肾功能比较强有关。深谋跟肝相关，就是人想事情想得深不深，理性强不强都是跟肝的功能有关；肾主的是远虑，就是肾的功能与人想事情想得远不远有关。

女人与男人的不同之处是，女人更现实、更实际。她们是"弱水三千，我只取一瓢饮"。老公说，我要挣几个亿；老婆却说，你出去挣 100 块给我 80 块养孩子就可以。

男女差别的迥异说到底与生理上的差异息息相关。

男性病与女性病

◆ 生殖器经脉循行

生殖器主要循行的经脉有：任脉、冲脉、督脉、肝经、胆经、肾经和膀胱经。

首先是任脉，任脉起于胞中，从人体的会阴出来后，直接从下面往上冲。

其次是冲脉，冲脉也从会阴出来，从下往上冲，它是人体性发育过程中很关键的一条经脉。

然后是督脉，督脉起于少腹，入女子阴道，从男子阴茎下行，督脉也是走生殖系统的。

另外，还有肝经、胆经、肾经、膀胱经，这些经脉都分布在生殖器周围，与生殖器密切相关。

这里讲一个案例：

说到生殖器跟肝经相关，有一个插曲，我曾经遇到过一个人，她听完我的课之后大彻大悟，说她的老公肝有问题，换了一个年轻人的肝，结果就开始出现性欲亢进的现象。她通过学习中医开悟了，知道这是怎么回事儿了。因为肝经直接环绕生殖器，肝气一衰败，男人就阳痿；反之，肝经好，性生活自然也比较活跃。

◆ 男性病

中医认为，男性病基本上都根源于肝，与肝有关。比如，阳痿早泄就是因为肝的功能出现了问题。

还有一些病症比如说遗精，属于肾精亏损过大，心气浮在上面，使得肾精没有敛藏的能力，所以一下子失去制约，全部泄掉了。

在谈男性病的时候，首先要明白一个道理：元气特别充足的时候，人体是尿窍容易开，精窍不容易开；而且尿窍开时，精窍一定不开。说明人的精气特别足时，就不会去想一些乱七八糟的事情，这也印证了古代的"精满不思淫"的说法。

假如精窍、尿窍都开合不利，是人体元气大虚的一个象。元气一旦虚弱，尿窍会更加容易开，就会一天到晚总去尿尿，同时精窍也容易开。精越不满越四溢，身体就越虚，人会总想一些男欢女爱的事情。这都是精不足的象。这时，人就会出现遗精、白浊这类的病。

人体是非常有趣、非常奇妙的一个组织，该开哪个门，该关闭哪个门，都精准清晰，绝不会开错。人总觉得大脑掌控一切，其实从某种意义上来说，大脑并不如身体聪明。

就拿进补来说，大脑总想补这补那，可我们并没有搞清楚，当食物吃到胃后，最终去了哪里补了什么，这些都不是大脑能掌控的。比如大脑会想，我现在肝不好，吃这个好东西一定要去补肝，而当肾虚的时候吃了好东西要去补肾，但身体并不会听从大脑的指挥，它一定会按照自己的生理需求去安排、去分配。这就能看出身体比大脑更聪明。

再举个例子，有人说人纵欲一次所损失的蛋白质含量就相当于一个馒头的蛋白质含量，那么，吃几个馒头就全补回来了，这是一种误解。因为馒头吃进去后，最后有多少能变成你所损失的蛋白质是不可掌控的。

（1）遗精

遗精是一种很普遍的男性病，当人的肾精亏损时，心气就会往上走，肾精得不到制约形成遗精。

遗精跟心神有关。心神白天寄于心，主生发，因为白天头脑清晰想事，所以不会乱来；心神夜间寄于肾，神明藏在肾精当中，主收敛，当收敛的功能出现问题后，就会做很多春梦，导致遗精。

晚上何时遗精是有说道的。如果是晚上刚一睡下、午夜之前遗精的话，是收敛失常，病在于肾；如果发生在午夜之后，子时已过，开始阳时了，相当于"阴中之阳"的时候遗精，属于生发失常，病在于心。

（2）前列腺炎与前列腺癌

现在最困扰男性的病就是前列腺的问题。前列腺炎、前列腺癌都是男性病中的常见病。

得前列腺病的人首先要明了一件事：前列腺的功能是什么？

中医常说，血是带着精往前走的舟船。这里所说的血并不是西医中的血液的意思，中医的血具有一个动能的概念。前列腺就是带着精子往前走的舟船。

得前列腺病的人往往带着一种做君子的观念，容易处处为别人着想，俗称"受难的君子"，在过夫妻间性生活的时候，也会看妻子的脸色，唯恐对方不满足，而且还心疼自己，常会忍精不泄，误认为忍精不泄对人体有好处，以为只要不流出来，身体的精就能够保住。但事实上并非如此。

我前面多次谈过，身体比大脑更聪明。当人体意识到你有了性冲动的时候，已经分泌出前列腺液了，它已经带着精冲出精道了。但是你又忍精不射，这就好像拉出来的屎回不去一样，前列腺液和精都已经出来了，你想再让它回精道是不可能的。这时，它就会淤堵在生殖器里，久而久之就成为脓，也就是炎，加上郁闷、劳累、生气等，有可能发展成前列腺癌。

因此，要想避免这种病，首先尝试完善自己的性格，写一副"宁做快乐的小人，不做受难的君子"的对联放到心里告诫自己。

（3）阳痿与早泄

《黄帝内经》中提到的最主要的男性病就是阳痿和早泄，这种病是元气大伤所致。

如果已经阳痿早泄了，那就应该踏踏实实休息，既然老天让你歇着，就"顺应天意"。切忌有病乱投医，临床实验证明，此时越吃壮阳药阳气越不足，而且会提前抽调元气，发生暴脱或暴死。相反，如果休息得好，心情愉快，饮食有节，会逐步恢复。

对于阳痿来说，病因一方面是因为肝血虚，另一方面是阳气不足，膀胱经气不足。不少医生都会让病人单纯地吃六味地黄丸，这是有问题的。单纯治阳痿，用纯阴的药不管用，一定要用阴阳相补的药，药方中一定要加上附子、肉桂这类药，才可以把阳气调动起来。

男子的阳痿还会与女子的子宫肌瘤有相关性。做丈夫的要是有阳痿早泄的毛病，妻子大多会得子宫肌瘤。因为子宫是需要激动的，女人会因为男人的性功能不好永远没有性高潮而导致子宫肌瘤。子宫主太阴，是阴性很重的地方，它必须要动起来才不会生肌瘤。

我们不要老觉得女人的病不关男人的事，其实是有相关性的。所以男人要是得了阳痿早泄就要及时地改变自己的生活习性，学会养生之道，对自己好，对妻子也是一份关爱。

◆ 女性病

一般来说，女性病主要跟任脉有关。在跟任脉密切相关的同时，还有一条经脉左右着女性的身体，这就是带脉。带脉对女性来说十分重要，它位于我们平时系腰带的地方。我们人体真的是非常奇妙，十二经脉几乎都是竖着的，基本都是从头到脚自上往下的形状，唯独有一条横的、环绕形的就是带脉，它就像腰带一样缠绕着。

带脉是约束、控制、调控经脉宽松的，它就像牛皮筋一样，对所有的经脉都有一个约束。

当带脉松懈的时候，人就可能约束不住整个经脉，所以从形体上来讲，人就可能会出现腹若垂囊、大肚子这些象，这都跟带脉有关。

我们在按摩的时候，应该多按摩带脉，经常抻拉带脉对身体很有好处。

带脉和任脉是女性得病的两个根源。女人得病一般都可以从这两条脉之间找到联系。

如果女人任脉有问题的话，一般会产生子宫肌瘤、月经病等，因为任脉是主血的。

如果是出现赤白带下等问题，基本上都跟带脉有关，这是带脉的约束力下降所致。

女性病大多表现在月经和乳房上，在乳房那一章我们讲了关于乳腺的一些疾病，在这一部分，我们主要谈一下月经病。

(1) 月经病的主要表现

月经的问题逐渐变成女性病中一个很普遍的问题。一般来说，月经会出现以下几类问题：

月经提前，这属于元气太虚，不能有力地发挥统摄的作用，导致月经先期而至。

月经拖后，甚至月经拖后很久，这也跟元气虚有关系，但主要问题是阳虚，不能镇纳阴气，所以使得阴血不能下行。

经血淋漓不断，这跟月经先期而至很相似，也属于元气太虚而统摄失治。

月经期间的经血色泽发黑，这基本属于血瘀，不通则血瘀。

月经少而色淡，这是由于阳气衰使得精血来源少，故而经血少。

月经色紫成块并伴有疼痛，这是痛经的问题，不通则痛。

（2）痛经

如果女孩子痛经痛得厉害，这一定是寒造成的。治疗这种病，或者长时间地坚持用艾条熏灼，或者吃药。但光吃乌鸡白凤丸已经没有什么效果了，而且有子宫肌瘤的人，不适宜吃乌鸡白凤丸，因为越吃就越养肌瘤，需要服用通经脉的药，比如附子、干姜等，先慢慢固摄住阳气，再做手术才好。

（3）更年期提前

现在，女性更年期提前的现象很明显。有的女性甚至 35 岁左右就开始出现更年期的症状，比如潮热汗出。这就是肾精固摄不住阳气了，使得汗一下子全都冒了出来。导致更年期提前的原因一般跟女性的工作压力和先天的身体虚弱有关。

（4）月经量少

月经量少是因为阳气衰，营养物质变成血的能量减少了，导致经血慢慢变少。现在有一些年纪比较大、结婚比较晚的女性，月经都快没了，可是却突然想起要孩子，这是一件很可笑的事情。因为孩子一定要靠母血来养，女人的血不足，那么孩子一定养不好。有些女人甚至都已经脱肛了，收摄的能量已经很差了，这种连自己的肛门都收摄不住，还想收摄一个元气十足的孩子，是根本不可能的。所以我们一定要对自己的身体有一个深刻的认知。

（5）子宫肌瘤

女性对子宫肌瘤的病症要十分注意，子宫肌瘤有可能造成女子崩漏的情况。"崩"是指出血太多，止不住；"漏"是指月经淋漓不断。也就是身体老在那里想破瘀、破掉肌瘤，但又破不掉，久而久之就会形成血虚或者月经量的逐渐减少。

子宫肌瘤该怎么治呢？如果你有月经的话，可以通过吃药或灸法治疗。如果肌瘤太大，可以用手术的方法。如果已经快绝经，我建议不必动手术，不来月经了，肌瘤会逐渐萎缩，这叫带疾延寿。

（6）女性养生注意事项

女性养生是一个很大的问题。那么如何做好养生？在养生过程中，应该注意什么呢？

对女人来说，首先必须解决好情志问题。因为情志是最能改变女性身体状态的，如果能很好地解决这个问题，那么很多女性病都可以有效地预防。

其次，要解决好饮食问题。我们前面多次提到过，想有个健康的身体，必须要好好吃饭，杜绝暴饮暴食、饮食不当的情况。

最后，要处理好女性减肥问题。这里有一个很重要的养生原则：女性不要通过吃药而是要通过锻炼身体的方式来减肥。因为吃减肥药会对身体造成很大伤害。另外，一些人误认为减肥就是少吃东西，这也是不对的，减肥的关键是学会合理地饮食，而不是少吃或者不吃。

另外，一些女孩子身体发胖是因为脾虚，因为脾虚也可以导致肥胖，而脾虚完全可以通过治疗或锻炼来减肥，而不是采用饥饿疗法。

女性的经期养护十分重要。具体的方法是要少沾冷饮和避免冷水洗浴，当月经来潮时，人体出现特别饿的现象，这是正常的，此时必须要通过多吃来补充能量。

男性、女性生殖养护法

◆提肛术

如何进行生殖功能的养护呢？有一个很好的锻炼方法——提肛术，又叫回春术，这个我们在前面提到过，这里作一个比较详细的介绍。

为什么提肛是很好的养护方法呢？因为肛门附近有三条经脉：督脉、任脉和冲脉。这三条对人体来说非常重要的经脉都起于会阴，它们分别主管着气、血和性。督脉主管人的一身之气，任脉主管人的一身之血，冲脉主管人的一身之性。而气、血、性是人活在这个世上的最关键的东西，是人的根。这三条经脉决定着人的生老病死。因此，也可以说，人就活在这三条经脉和会阴上。既然这三条经脉如此重要，掌握着人的根本，所以通过提肛术，就可以达到养护生殖功能的目的。

"老天"在生人之前，一定要把人的根保护得很好。举个例子，人在打架时常会有个下意识的动作，就是护脸和护头，人活在世上就好这面子，不能让脸和头受伤害，所以会去护脸、护头，但没有一个去护裆的。因为"老天"知道人性虚荣的弱点，就在生人之前把裆部这个关键部位用两条结实无比的腿给保护起来了，所以人不用再去护裆了，"老天"帮你护了。

练武术都先练站桩，也是在练提肛术，而我们也可以顺带做做提肛术。比如，我们开会的时候坐在那里怪闷的，这时要做拍心包经或十指相碰不太合适，你就可以做提肛术，别人也看不出来，还锻炼了身体。

◆智用关元穴

关元穴是一个非常有用的穴位。我们都知道西门庆和潘金莲的故事，最后西门庆由于吃了大量的壮阳药而出现暴脱症，导致全身冰凉、四肢厥逆、浑身发青，最后精液外溢而亡。如果懂中医的话，救西门庆的最好急救方法就是一针扎住关元穴，先把元气给关住，或者用艾草去烧灼关元穴，都是非常有效的。潘金莲不懂中医，西门庆也算死有余辜。

◆ 传统养生大法——灸法

在传统养生中，灸法一直是一个非常重要的养生大法。

现在人们也逐渐认识到了灸法的重要性。我们去中医院的话，经常会看到有人用灸法，在针上燃烧一点艾绒，用针法来灸治病人。

灸法是什么呢？灸法是用艾绒来灸治身体的疾病。灸法利用了艾绒通窜力强的特性，而且艾绒属热性，扎针的时候，在针上烧一点艾绒，它的通窜力就能够沿着针下去。

灸法对治疗某些疾病很有效，比如隔姜灸对治疗腹泻效果就很好。如果老年人长期腹泻或者突然出现急性腹泻，就可以切一片厚厚的姜，把姜片放在肚脐上，然后把艾草或艾绒捏成小窝窝头状，放在姜上，点着了以后慢慢地熏，慢慢地烧灼，这就是隔姜灸。

如果女人痛经，月经不调，可用艾附暖宫丸治疗，这里也用到了艾草，其实，将点着的艾草直接烧灼、熏烤下腹，也会有很好的疗效。对于患有子宫肌瘤的女性，如果想彻底把子宫肌瘤除掉，倘若你忍得住痛，吃得了苦，可用点着的艾条直接烧关元穴，子宫肌瘤就会慢慢消失（一定要在医生的指导下进行）。

灸法之中，还有隔附子饼灸。这是利用附子是一种热性药的特性，先把附子做成米饼状，糊在肚脐的周围，然后把艾草放在上面慢慢地灸，这对解决腹泻或者是中气下陷都有好处。附子饼灸法涉及人体的一个很重要的穴位——神阙穴。为什么叫神阙穴呢？人一出生时，脐带被一剪子剪断，然后人先天的神明就缺失了，所以肚脐又叫神阙穴。对于神阙穴，我们要记住一个很重要的原则，这个穴只可以用艾草灸，而禁止用针扎。

另外，还有一种灸法是直接用艾绒在皮肤上烧灼，这在古代叫疤痕灸。这个方法曾经备受古人欢迎，他们把这个方法叫作养生大法。有的人甚至每年都要在固定的穴位上烧灼很多次。如果能坚持疤痕灸，灸过一段时间之后，身体素质会明显地上一个台阶。但一般人第一年灸完之后，第二年大多就不再灸了，因为实在是太疼了。一些有毅力、有耐力的人为了养生，是年年要灸的。

前面说过，人体有一个重要的养生大穴——足三里，这个穴位属胃经。古代有一句话，"要想身体棒，三里常不干"，就是说你要想身体好的话，就要经常地灸治足三里。足三里通胃经，让足三里处经常化脓，老调着点胃气，胃的功能就会不断地好起来，这样作为人后天之本的脾胃就会很强壮。通过这样的灸治，可以提高人的身体素质。另外，直接用疤痕灸能够去除卵巢囊肿、子宫肌瘤等妇科病。但是这个方法特别遭罪，不是一般人能够忍受的。

从养生学的角度来说，古代还有一个灸法叫节气灸。所谓节气灸就是在不同的节气针对经脉使用灸法，其中有一个最重要的节气就是冬至。有兴趣的读者可以试一下冬至灸，就是在冬至前后各四天加上冬至这九天之中，每天把艾条点着，以肚脐为中央，沿着肚脐周围熏灼腹部。因为腹部为太阴，它属于阴性，用热性的东西来加速它的循环，能够使人体的气机生发出来。烧灼的时候就在外层，不要烫到皮肤，有温热的感觉就好。这样的灸法有利于冬至一阳生，对身体是非常有好处的，甚至第二年都会很少生病。

从
头
到
脚
说
健
康

234

人体很多很重要的穴位都在肚脐以下，比如气海穴和关元穴。懂得了这些穴位，可以把关元穴、气海穴，还有神阙穴当作重要的穴位来重点熏灼。

上面我们提到了灸法，灸法之中一定要使用到艾条。中国历史上很早就有使用艾条、艾绒来治病的例子。《孟子》就曾说过"七年之病，当求三年之艾"，意思是假如你病了七年，你要花至少三年的时间来治疗它。

这句话的第一层意思是，得病是来盛去衰。正所谓"病来如山倒，病去如抽丝"，人得病都会很快，只要稍微不注意或者养生出现了失误，立刻就会得病；但是想要这个病很快走掉是很难、很缓慢的，就像抽丝一样。因此，我们不要总指望医生给你治病能一下子就治好了，治病往往是一个缓慢的过程，这期间千万不要过度地焦躁，不能对医生要求过高，要塌下心来一步步地接受治疗。

这句话的第二个意思是，灸治过程涉及技术问题。艾草（艾条）一定要用几年以上的艾条，储藏的时间越长越好，这样艾草里的有毒物质才能全部散掉，好东西才能散发出来。

因此，我们不要怕买到那种已经过期的艾条。一般来说，比较好用的是清艾条，这种艾条的有毒物质基本已经散掉了，时间也在几年之上，这样对人体不会有什么伤害。

另外，古人常用艾草来避春温。当春天到来之时，家家门上都挂着艾草，这样春天的瘟神就不会进家了，这既是一种民俗，也具有一定的防治流行性疾病的道理。

扫码观看视频第十八讲：

女七男八

第九章　肛门

肛门即魄门

肛门，又被称为魄门。为什么叫作魄门呢？

中医认为，肺与大肠相表里，肺神又为魄，所以肛门又被称为魄门。魄门在中医里的解释是五脏的使者，使者是经常被派出去活动的一个人物，所以"水谷不可以久藏"，糟粕是不可以久藏于肛门的，都要从肛门走出去。

这里要说到一个魂飞魄散的问题，如果人已经魂飞魄散的话，肺就没有收敛的功能了，肺的力量没有了，人的魄也就泻掉了。要想魄不飞的话，可以握固，握固法就是固"魂"的，那固摄"魄"的方法呢？就是盘腿，两条腿一盘住就如同一把锁，锁住了下焦，这样人也就定下心来了，气也就在任督小周天运行了。

肛门疾病

◆ 痔疮

有关肛门的最常见的疾病就是痔疮。民间有句俗话，"十人九痔"，可见这是一个很普遍的病。

关于痔疮的得病原因，可以概括为几点：

（1）痔疮和饱食有关。如果总吃撑着的话，就会得痔疮。正所谓饱食则"筋脉横解"。筋脉横解是指肝经松弛。

筋的功能就像牛蹄筋一样，具有弹性。肛门本身是束约肌，也是有弹性的。凡是有弹性的都由肝所主。肝主筋所生病，当肝出现病症后，筋就会出现问题，约束的力量就会减弱、约束不住。痔疮就是属于肝经的病。

（2）常吃膏粱厚味和喝酒所造成的。肥肉类或者辛辣类的食物，容易使人火旺，人体当中燥火很旺就会往外逼，火气凝结就会形成痔疮。

得痔疮的人通常比较喜欢喝冷饮，同时还会出现大便硬、小便难的问题。

要想预防得痔疮，平时应该多吃清淡的食物，特别是粗粮，同时注意休息，不生气。

◆ 脱肛

有一些人会因为压力过大或者劳累过度出现脱肛。女性只要存在着脱肛问题，就会连带着有一点子宫下垂的问题。

导致脱肛的主要原因分为两类：

一是因为下焦阳衰造成的。如果女人连子宫都收不住、下垂了，是不可能怀孕的。子宫也是有弹性的，在怀孕时它可以撑大，没怀孕的时候它很小，只有拳头般大小，它出现问题往下坠的话，就是人的阳气衰弱所致，不能把它收敛住了。

二是中医中所说的中气下陷，也会导致脱肛。

肛门疾病的治疗

中药里有几个方子可以治疗肛门疾病。比如，黄芪建中汤或者补中益气汤。但这些需要医生对症下药，自己不能乱吃。下面介绍几个常用的治疗肛门疾病的方法：

（1）用灸法。灸法是种非常好的养生大法，上面一章我们已经多次说过了，这里不再赘述，就是用艾条熏灼少腹，灸关元穴。

（2）如果子宫已经下垂，可以用古人的方法治病。古书曾经记述过朱丹溪医治过一个妇女，这个妇女生孩子的时候由于太过用力，生完孩子后子宫就脱落出来。

朱丹溪当时用了五倍子这味药来煮汤，然后来洗脱垂出来的子宫（如果是痔疮，就去洗痔疮），因为五倍子这味药是专门主收敛的，它具有酸收之性。一般来说，这个洗法是用五倍子100克，然后煮水、洗涤即可。

（3）用皮工之法。所谓皮工之法就是揉搓法。我们现在穿的皮夹克之类的皮子，在从动物的身上剥下来后会逐渐变硬，要想让皮恢复到以前的柔软状态，一定要通过人工揉搓，使它变软。假如子宫已经脱垂了，就要揉搓它，然后把它托上去。对于治疗痔疮，此方法同样有效。

（4）我们很少听说动物会有痔疮，因为人的直立会造成人的直肠压迫，所以我们要想不得痔疮还有一个简便的方法，就是在家里没事做的时候，做爬行运动，虽然有点可笑，但从原理上讲得通，而且有效。

扫码观看视频第二十讲：
肛门、腰背

第十章　腿

腿部经脉循行

腿部的经脉循行比较复杂。

腿前面偏外侧走的是胃经，大腿的前边从正中线往外侧一点，一直走到足二趾趾尖，都是胃经所主。

胆经走腿的外侧，大腿前侧中线部分是由胆经所主，因为胆经是少阳经，所以外侧也为胆经所主，它一直由臀部通到小脚趾四趾的足窍阴穴。

另外，太阳膀胱经走腿后面的正中线。

腿的内侧由三条经脉所主，分别是：脾经、肾经和肝经，脾经一直走到大脚趾的内侧隐白穴。

腿部疾病

懂得了腿部所循行的经脉，我们就可以知道腿上所出问题的根源在哪里。

比如，上楼时小腿痛或者小腿肚子发轴，这就属于膀胱经气不通所造成的毛病；如果下楼时大腿疼痛或出现不适感，就是胃经引发的疼痛。

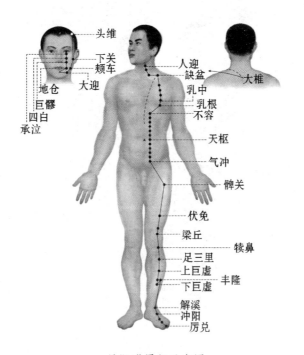

足阳明胃经示意图

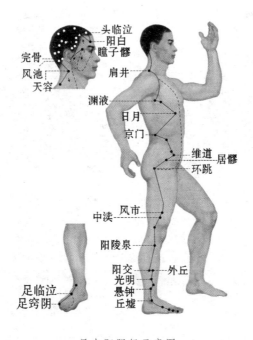

足少阳胆经示意图

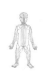

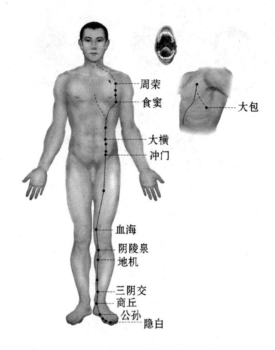

周荣
食窦
大包

大横
冲门

血海
阴陵泉
地机

三阴交
商丘
公孙
隐白

足太阴脾经示意图

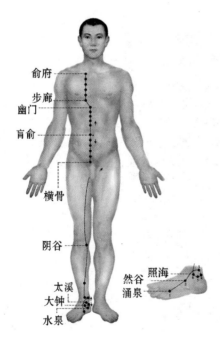

俞府
步廊
幽门
肓俞

横骨

阴谷

然谷
照海
太溪
涌泉
大钟
水泉

足少阴肾经示意图

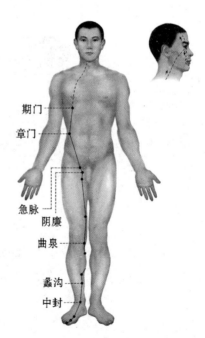

期门
章门

急脉
阴廉
曲泉

蠡沟
中封

足厥阴肝经示意图

另外，胃经还走膝盖附近，膝盖就是髌骨，也由胃经所主，中医所说的"膝膑肿痛"就指的是胃经的毛病。肿是由于出现热邪所致，不通就会让人感觉痛。髌骨软化其实是胃经、胃气不足的象，老人因为胃气衰败常有这样的病。

古代人养生先养胃气。古时女人都是盘腿坐，把腿别在后面，这样可以把下焦气堵住、锁住，使气不外泄，这就是女人的藏。古时男人的坐一定是要"虎背熊腰"，两手撑膝，两只手的手心劳宫穴正好护在膝盖上。男人这样坐可以固摄胃气。

男人没事儿坐的时候，可以学学古人的坐法，这样能给自己养护胃气，人体也会感觉非常舒服。

腿部保健

在日常生活中，我们怎么去做腿部的保健呢？

◆ 按摩运动法

首先，应该掌握一个最基本的大原则：每天晚上一定要揉大腿的里侧，因为里侧皆为阴经，阴经主血这个层面，容易不通；还要揉血海、三阴交这些穴位，这都是不容易通畅的地方。

此外，我们每天早上起来的时候要敲打胆经，敲胆经可振奋阳气，胆经位于大腿的外侧。

再有，平时随时可以敲大腿的前侧，这样能够调胃气，中焦胃气的运化能力强起来后，对人的气血非常有好处。

日常做的运动中，只有跑步、登山和性生活才能够抻拉膀胱经，膀胱经也只有抻拉起来才会通畅，所以我们平常要经常跑步、登山和适度地过性生活。

另外，每天晚上在洗脚时，水泡过脚踝很重要，如果家里条件允许，能泡到小腿处更好，再加上适度地揉搓腿部，可以把阴经、阳经全都运化起来，对人体十分有裨益。

◆ 盘腿法

古代的盘腿法也十分值得我们学习。

古代的人非常强调盘腿，盘腿能锁住人体内有限的精气，使精气能上行供脑，让精去补脑；如果精气"下流"，从下面白白地泻掉了，就十分的可惜，所以佛家有打坐的习性。打坐的双盘是有些难度的，只要能双盘住，下焦的经脉、腿部的经脉都会通畅。所有的功夫中盘腿都是基本功，因为锁住下焦精气对人体有好处。

古代非常强调坐姿，汉字"安"就是女子在房中的一个坐姿。古代对女子的坐姿要求非常严格，女子最好是盘腿坐在屋子里。如果女子坐姿不恰当，比如像簸箕那样把两腿往前伸直了坐着，男子回家看到了后，就可以马上写休书，因为这被认为不懂规矩，也不会养生，将来很难生育出好儿女。

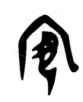

"安"字甲骨文

古代要求女子的坐姿，要么是把腿盘起来，要么就如许多汉代的画像那样坐在脚后跟上。这种坐在脚后跟上的坐法就叫"正襟危坐"，是一种很正式很庄重的坐法。

坐姿不对会对身体产生影响。比如，老跷二郎腿的话，就容易引发腰痛或者是其他一些腿部的疾患，因为这个姿势不符合腿部经脉的循行。

◆ 药浴法

古代还有一个很好的治疗腿部疾病的方法——药浴法。比如，患有关节疼痛的人或有寒证的人都可以在家里配药进行药浴。

药浴的方子为：干姜 60 克，干辣椒 30 克，木瓜 30 克，乌头 30 克或附子 25 ~ 30 克。

需要说明的是：干姜可以把寒给散出来；一般不入药的辣椒可以用在外用药里，这样对人体伤害不大；木瓜不是现在我们吃的水果木瓜，要到药店里去配，中药的木瓜是入肝经的，它对恢复人体经脉的弹性很有好处；乌头虽然有点偏毒性，但是热性的，是一味大热之药。

把药配好后煎煮 45 分钟，就可以用来熏洗关节了。这种药的散寒力特别强，每天可坚持做四五遍。因为此药是外用，对人体的伤害很小。但有皮肤病的人最好不要用药浴法，会伤到皮肤。

第十一章　脚

脚的经脉循行

对人体来说，上边最脆弱的是颈椎和咽喉，中间最脆弱的是腰，下边最脆弱的就是脚踝，所以脚踝也是需要重点保护的。需要强调的一点是，颈椎是不可以受寒的，腰和肚脐也不能受寒，脚踝还是不可以受寒。人体的这三个关键点都是枢纽之地，都不可以受寒。一旦受寒，就会引发一系列的病症。所以，泡脚时即使泡不到小腿，也一定要泡到脚踝，这是一个非常重要的养生原则。

西医还认为，脚是人体的第二心脏。为什么这样说呢？因为人类在进化的过程中，最重要的改变就是人的直立，直立导致人体的所有压力都压在脚和脚踝上，所以脚承载着人体的全部体重，对人非常重要。

下面我们一一来了解脚的经脉循行。

首先，脚面的经脉从里向外分别为：脾经、肝经、肾经、胃经、胆经和膀胱经，这六条经脉上的穴位相当多。

人的手和脚都属于末梢，所有的经脉都是阴阳交通，从末梢完成。末梢上有井穴。井穴意从何来呢？井是生发之地，它的气血很薄，但是气血薄并不见得作用就小。这就好像我们说到子时是一阳生，但不能小瞧了这一阳，阳能生发多少全看生发之地。所以我们要把井穴保护好。

那么，这个生发之地是怎么生发的呢？就拿胃经为例，胃经走脚时主要走足二趾（大脚趾旁边的脚趾），但它分出三支，一支入脚二趾的内侧，然后走内庭穴；一支入中趾的外侧；一支终于大趾之端的隐白穴，这就是"阳明胃，太阴脾"，阴阳的交通就是在隐白这个穴位上。胆经走脚第四趾外端的指甲旁边一点，这里有一个穴叫窍阴。

膀胱经是走小脚趾外，最外边的穴叫至阴穴。

脾经是走隐白穴，肝经是入大趾。脚面上有一个非常奇特的地方叫三毛，每个人脚上的这个位置都会长着几根毛，所以叫三毛，旁边有一个穴叫大敦穴。

肾经起于足小趾，然后走至足心，从这里起，是肾经第一个经穴"涌泉穴"。

脚后跟主要循行的经脉是膀胱经和肾经。

脚的疾病

◆脚后跟疼痛、更年期足跟痛

如果我们的脚后跟十分疼痛或者是更年期足跟痛，就感觉好像长了骨刺一样痛，但是又查不出骨刺，那么这种毛病主要与肾经和膀胱经有关。

这个病症在暗示着人到更年期了，会逐渐出现精亏血少的情况，同时还意味着阳气大虚，这也正是造成足跟痛的两个原因。

◆足大趾外翻肿胀

足大趾外翻肿胀是脾经的问题。如果脚下特别热，是肾经的问题，是因为阳气收摄不住，即将外散所致。足小趾热一般来讲跟膀胱经有关，治疗这种病也是要取委中穴。

◆脚部浮肿

如果脚部得了水肿病，就是脚部浮肿、肿胀的话，属阳气无法代谢湿邪，可以将葱煮水，然后把脚泡在里面，这种葱水散邪的作用非常强，可治此病。

◆脚气与脚臭

目前困扰大家最多的脚病是脚气的问题，年轻人往往还涉及脚臭的问题。

中医认为，脚气和脚臭都是湿邪下注所致。人体的湿邪总要有一个出处，否则就全都憋在体内了。而人体中湿邪的疏泄渠道就是通过脚上的井穴来散的。

一般的脚气可以不治，因为这是人体的一种正常疏泄现象。当然，像传染性真菌的脚气还是要去治疗的。

古代的药王孙思邈曾给脚气病开过一个特别绝的方子——喝白皮粥，就是喝点带糠皮的粥。这个方子很好。在孙思邈死后好几百年，西方医学家才发现从谷物的糠皮里能够提取出维生素 B 群，专门治脚气。我一直的观点就是：与其吃维生素，不如喝点糠皮粥。我们现在的饮食结构吃的粮食太细了，要多吃点粗粮。

另外，年轻人脚臭也不算病，这是向外代谢的功能过强和身体比较健壮的表现。只有身体健壮的人才会脚臭，老年人一般不会脚臭，他们的代谢力已经很弱了。

脚部养生：外国人天天洗澡，中国人天天洗脚

中国人历来主张养生，我们先来看一下养生的"养"字。"养"字就是一个人拿着鞭子赶着四只羊，我们要把羊养好，既不要让羊跑

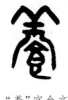

"养"字金文

了，也要给它一个自由的空间，这样才能养住。

中国的养生之道就是要因循人的本性，这里面有两个关键点：一是要保护好脚，所以我们每天晚上都要洗脚；二是要让手动起来。人的手和脚都能动起来，就会有一个健康的身体。

那么，为什么中国人讲究养生要天天洗脚，而外国人却认为要天天洗澡呢？

这其实涉及一个人种的问题。东西方人是不一样的。现在很多年轻的女孩不仅穿露脐装，还不拿传统意义上所说的"坐月子"当回事。她们认为月子没什么好坐的，不让洗澡、不让洗头、不让吹风、不让穿凉鞋，搞的浑身臭烘烘的，这实在难以忍受，认为家长的劝告都是唠叨、是废话，并且还很振振有词地说，西方人就不坐月子，一生完孩子就喝冷饮，人家也活得好好的。这就说明人种的不同了。

西方人到现在餐具还在使用刀叉，他们主要的正餐是吃牛肉。按照中医的说法，"鱼生火，肉生痰"，这样的一种饮食方式最终导致他们身体内的湿气很重，所以西方人身上才会有那么多毛，他们要用毛的开泄作用把身上的湿邪代谢出去。

而我们中国人一开始就是用筷子，吃的都是纤维类的食物，所以东方人的皮肤很细致、很紧凑，饮食结构非常符合人体的本性，不用去除那么多湿邪。

所以，生活方式的不同和身体情况的不同，就决定了西方人需要天天洗澡，他们的毛孔粗大、体毛多、体味浓，总要喷香水；而中国人根本就不需要喷香水，我们是以纤维性食物为主的，女性身上本身就有一股清香。

西方人通过洗澡来解决身体过度开泄的问题，那么，我们中国人呢？中国人主张洗脚。中国人自古就注重对脚的养护，因为脚是要天天劳碌的，要走很多的路，很劳累，所以要好好保养它；同时，脚上循行着六根经脉，有60多个穴位，人的直立又会造成对脚的很大伤害，所以中国人懂得脚部要重点养生，主张一年四季天天都要洗脚。

春天洗脚可以"生阳固脱"，既能生发阳气，又能避免过度外散。

夏天天气炎热，人容易过度开泄，湿邪都会外散，用偏热一点的水洗脚的话，就能够去除湿气，把暑湿都代谢掉。

秋天洗脚可以润肺，对人体会有一个滋润的作用。

冬天洗脚叫"丹田温灼"，冬天用热水泡脚能够使我们的下丹田产生温煦的感觉。

这就是洗脚对人体的诸多好处。在洗脚的过程中要学会左右脚的移动、按摩，让每根脚趾都能充分活动。

关于洗脚还需要说的一点是：每天睡觉前最好都能好好地洗一下脚。洗脚最好是用热水，而且旁边要备好热水，不断地往里续，这样水温能够一直保持住，最好泡 20 分钟左右，等到感觉到身体有一点微微出汗的时候，就等于肌肤腠理都开泄了，这时就可以上床睡觉了。这对治疗失眠也是非常有效的。

结合中医文化和中医医理，我们从头讲到了脚，把人体从头发到脚趾的主要问题做了一个全方位的描述和梳理，以及当某些问题出现时，应该如何去应对、有何注意事项等。希望广大的读者朋友们能够通过本书，掌握一些基本的养生知识，做好自我保健，延年益寿。

扫码观看视频第二十一讲：
腿、总结

附一

中医治病的四种方法

中医疾病学把人的疾病从外到里分为四个层次，治疗也就分了四种方法。

肌肤腠理层面的治疗

如果肌肤受邪，也就是肌肤腠理出了问题，那么最好采取刮痧、推拿、拔罐、足底按摩等方法，这些方法都是我们传统文化中一些比较独特的方式，现代西方医学也认为这种治疗方法对人体损伤不大，对于身体的康复很有好处。

这里提一个注意事项：刮痧、拔罐和按摩，这些方法不适合那些身体很虚的人，因为这些方法是通过手、刮痧板等在人的身上用力，使身体里边的病走到表层，也就是通过调元气的方法来治疗疾病。如果人本身元气就很虚，这样的治疗就会使得身体更加虚弱。

对于身体太虚的人来说，需要先吃药，等到把身体养得差不多的时候，再使用这些方法。

经络层面的治疗

肌肤腠理的病如果往里走，就会走到经络的层面上。经络是看不见、摸不着的，经络是一种气血，它没有实体，它在中医里就是指人的一种生命现象。经脉就好比一张巨大的铁路网，必须要很畅通，人才健康；一旦阻塞，就会造成身体出现很多问题。

人体的穴位就相当于经脉这个铁路网上的大站，是一些关键的点，穴位属于气血比较充足的地方，所以中医扎针一定要扎在穴位点上才最有效。

中医里还有句话，叫"错穴不错经"，治病之时，一定要扎在经脉上，能扎在穴位上当然最好，功效会最大；但如果扎错了的话，只要扎在这条经脉上，也能起到疏通的作用。

在扎针时还有个问题，有些经络分为两个层面：里支和浮支。浮支是在体表，比如肺经，尤其手指上的少商穴，属于很明显的浮支穴位。里支一般不可针刺，只可以通过锻炼的方法来活动它，这也是锻炼为什么重要的原因，中国古代的锻炼方法比如太极拳、易筋经之类都是因循着人的里支这一规律来编排的，只有那里面的一些动作才可以打开人身上的孔穴，比如易筋经里的"倒拽九牛尾"可以开膏肓穴。

五脏层面的治疗

经脉里还有些继续往里走，走到五脏里，这些地方最好采取按摩的方法。比如中府、云门这些在胸上的穴位，扎针就比较危险，中医有"胸脏之间，不可以妄针"的说法，就是这里是不可以随便扎针的，像这样的地方最好采取按摩、按揉的方法，同样能达到针灸的效果。

还有一些脏腑的疾病最好用中药来医治。在中医的传统文化当中，张仲景所著的《伤寒杂病论》（分为两本，分别是《伤寒论》和《金匮要略》）是最早按照"辨证论治"来治病的医术。比如，病在表层的太阳经层面，就可用桂枝汤或者麻黄汤。

厥阴层面的治疗

如果病再深入，到了厥阴这个最里层，就会用到当归四逆汤、乌梅丸等药，按照症状不同进行分类，有个很核心的原则，如果是脏腑受邪，就一定要采取用药的方法来解决。

奇经八脉得病是重症。本书中多次提过，没有一味药可以入奇经八脉，所以奇经八脉得病，要么用药从肝肾去治，要么用药从肝肺调理气机上去治。

对于再重的病，如督脉病中的强直性脊柱炎，一方面可以用药从肝肾上治，另一方面可以用传统医学上很重要的方法灸法来治，就是用艾草烧灼的方法来治。这是用了艾草的通窜力强的特性，从而能够把奇经八脉或者是十二正经疏通开。

对人体来讲，有几个很关键的穴位点，在此做一个梳理。

头上的百会穴很重要，还有睛明穴，它是膀胱经的起始点。

肩背上的重要穴位是缺盆穴，五脏六腑的通路都要通过缺盆来体现。所以摁揉缺盆对人体是非常有好处的。

从后背上来讲，膏肓穴是一个很重要的穴位。膏肓穴正好位于两个肩胛骨的中间，是很不容易活动到的一个穴位。"病入膏肓"这个词我们都听过，意思是如果病已经到了膏肓穴了，那这个病已经很深了。

这里有一个故事。一个国王生病了，他请秦国一个非常有名的医生来给他看病。在等待医生看病之前，这个病就变成两个小孩儿在那儿对话，他们商量说要来的医生医术很高，太强大，咱们这些病邪该躲到哪里去呢？其中的一个小孩儿就说，咱们躲到肓之上，膏之下，躲到膏肓那个地方去，这样医生就拿咱们没有办法了。后来医生来了说国王这个病没法治了，已经病入膏肓了。

这个故事出自《左传》，说明了膏肓穴对人体来说是非常重要的。由于膏肓穴不太容易活动到，所以在现实生活当中，我们要经常活动一下膏肓，这也是现实生活中养生的妙法。

那么，我们怎样活动膏肓呢？可以趴在椅子背儿上，这样就把膏肓穴给打开了，往后使劲挤压肩胛骨的时候，实际上就是在挤压膏肓。

一般来讲，膏肓穴有一个很重要的特点，就是全身的病特别是上半身的病，大都跟膏肓穴有着相当密切的关系。所以，在平常的运动中，不能老伏案工作，总让膏肓穴开着是不行的，要把它阖上。

在传统文化当中，锻炼膏肓穴是有一些很具体的方法的。比如少林的易筋经里边就有很多动作是在锻炼膏肓穴。其实，人体的气机就两个字——开阖。我们只要学会怎么去开，怎么去阖就可以了。

脾胃的问题在很大程度上跟人体的穴位有关系。比如中脘穴位于胃部的正中线，当你按压腹部的时候，哪儿疼痛，就把那里拨开即可。这里告诉大家一个小窍门，无论你是否懂经络，当你按揉到身体的哪个部分出现压痛、疼痛或者手指感觉有个结的时候，就要把它拨开，经常去按揉它，就会对身体有好处。

人体下边的病大多跟关元穴有关。再往下走，腿上的委中穴是一个重要的穴位，委中穴可以解决腰痛和腿痛的问题。

以上是我们在现实生活当中可以去用的一些方法，学会了这些方法，就可以做自己的医生；自己动手，解除病痛。

中医在传统文化当中是一门活的艺术，它到现在为止也不应该算作是一个遗产，它不会死掉，会一直活在每个老百姓的血液里。

中医贴近每个人的生活。如果我们能够以此为据，学会从头到脚关爱自己，就能够过上健康、自信、自足的生活。

从头到脚说健康

258

附二
《黄帝内经》中的饮食纲要

中国传统文化讲究"饮食法地道，起居法天道"。地道即是节气，"饮食法地道"就是人应该吃应季的食品，例如前文提到的，夏天吃西瓜，而冬天就不该吃西瓜。天道是指昼夜寒暑、四季交替，就是天亮了就应该起床，天黑了就应该睡觉，天冷了就要多穿衣服，等等。这就是传统文化给我们的最大启示：生活，顺其自然就好。

民以食为天

俗话说：民以食为天。衣食住行从来都是我们老百姓关注的焦点，那么，对于我们老百姓而言，日常生活中最应该吃什么呢？同时，经常有人问我，吃什么补益身体啊？每天吃两根海参好不好，每天吃三根冬虫夏草好不好，每天吃一两燕窝好不好，其实存在这些疑问都是因为他们还没有搞清楚如何通过饮食来补益身体。在我看来，要想补益身体，必须要遵循几个原则：

第一，只有经脉通畅，才能补得进去，才会吃什么都补。所以，我建议大家在吃海参、鲍鱼等山珍海味之前，一定要保证自己的经脉通畅。只有经脉通畅，我们吃进肚子里的东西才会转化为可以被身体吸收的营养。如何使自己的经脉通畅呢？这有很多方法。比如，经常运动，多参加体育锻炼。我建议在吃那些昂贵的补品前，先出去跑几圈，这都是很好的方法。

第二，《黄帝内经》里讲奇经八脉是储存人体多余经气的地方，也就是藏元气的地方，所有的中医书里一致认为：没有一味药可以入奇经八脉。也就是说，在各个医家看来，是没有一味药可以补元气的；反过来，也就是在告诉你，只有食物可以补益元气，只有食物才可以是天天吃的东西，天天能吃的东西才可以补益我们的身体，所以补益身体的最好方法就是"好好吃饭"。

第三，我们中国人凡是吃什么都讲究个味道，那么，这就要我们明白食物的"道"在哪里，这就要求我们在吃饭之前，要先明了食物的分类和各自的属性才行。

饮食之道

《黄帝内经·素问·藏气法时论》中说："毒药攻邪，五谷为养，五果为助，五畜为益，五菜为充，气味和而服之，以补益精气。"这就是说，中国古人对草药和食物的区分是很严格的。草药是借助于它的偏性来攻邪，而食物则注重其气与味的平和，并明确指出只有食物才有补益精气的作用。在古代，如果哪位医生能够正确地调配食物，并以此补益精气，祛除身体的百病，那么，他就是古代医生中的上品，也会被称为食医。

一般来说，食物可以粗略地分为四类：谷、果、畜、菜。真正有营养的饮食是这四者的合理匹配，这其中每一类食物又都暗含五方和五时，这样就大大地扩展了食物的性味，凸显了食物和而不偏的性质。比如说，鱼虾产于东海之滨，生发之气偏盛，对患有疮疖的人来说就是发物。牛羊多产于西北，有收敛收藏的气性，因此营养丰富，但年轻人不可多食，多食则不易代谢，易导致性情粗暴，性欲旺盛；但是老年人通过多吃牛羊肉，则可以达到补益精血的目的。另外，在谷物方面，中国北方人多食面，南方人多食米，"面"甘温入脾，可以润肌肤，厚肠胃，但也易于壅气、助湿；而南方人喜食的"米"，则甘咸微凉，可以除烦渴、固胃开胃。下面，我具体讲一下《黄帝内经》中的饮食纲要：

◆ 五谷为养

《黄帝内经》认为，在人们的日常饮食当中，"五谷为养"，就是说五谷是我们平时的主食。这里的五谷主要是指：小米、小麦（面）、大米、黍、菽（豆类）。

小米：我认为，天下成千上万的食物当中，最养人的就是小米。小米是禾谷的果实，属于种子，种子种下去后可以收获无数；而我们平时所喝的牛奶等大部分食品都属于衍生物。而且小米为黄色，可以入脾，因此，小米补脾的效果在众多食物当中也属最好。小米也最养人，容易使人发胖，在山西、陕西等地，人们都很喜欢吃小米，所以相比较其他不食小米的地方来说，那里丰乳肥臀的女人比较常见。

小麦：小麦是冬种夏收，属于热性。夏天可以多食，因为夏天人们心火外泄得厉害，应该多吃面食，可以借此强壮身体。另外，值得我们重视的是面食在补心气方面也是一绝。

大米：大米性偏凉，清凉顺气，晚上可以服用。可见，我们早晨喝小米粥比较合适，晚上喝白粥比较适宜。

黍：黍为黏米，热性十足，但是也有难以消化的缺点。像我们出去爬山、游玩，需要走长路时，多食一些黏米糕，不容易饿。

豆类：豆类可以补精髓，属收藏，可以多食用。豆类之中，以黑豆最为养人。

腊八粥： 冬至以后有一个节气叫腊八，我们传统民俗一直强调要喝腊八粥。为什么要喝腊八粥呢？因为，一般人都认为腊八粥中不仅包含了所有的五谷，还有红枣、桂圆等养血补气的佳品。冬天的时令是与我们人体的肾脏相对应的，而豆类的东西从外形上看十分像肾，所以传统中医认为豆类是入肾的。"豆令人重"，就是说，人吃豆子多了，就会促进精髓的生长；精髓多了，人体就会重。所以喝腊八粥，是可以补精髓的。

腊八这个节气在深冬，没有新的粮食产生，所以这个时候，我们吃的全是种子的精华。过去有钱人家会在腊八的时候施粥，他们此举不仅意味着要强壮他们自己的身体，也意味着要让劳动者强壮起来，好在来年开春时更有力气去劳作。

◆ **五畜为益**

五畜是指鸡、鸭、羊、狗和猪。中国古代传统文化强调只有老人才可以吃肉，因为肉虽然可以长人的勇气，但不能开人的智慧。传统文化不提倡年轻人吃肉，因为古人认为吃肉容易激起性欲。孔子曾说："肉虽多，不使胜食气。"这句话的意思就是，即便你吃再多的肉，肉的量也不可以代替和超过主食。这里的主食就是我们现在所吃的馒头、米饭一类。古人认为吃好主食才是养生的一个很重要的方面，因为主食是谷物类的，所以它叫作"五谷为养"。在传统文化看来，这才是养生的要点。

中医认为，冬至可以吃当归生姜羊肉汤，其中的当归补血，而生姜羊肉性皆温热，为大补。

羊、牛、鸡属火性，按照古代养生法，这些应该炖食。如北方的小鸡炖蘑菇，在这个菜中，小鸡为阳性，蘑菇为阴性，阴阳合和比较科学。而在西方国家，吃鸡多采用烤制之法，这更增加了鸡的火热之性，是相当不科学的吃法。

鸭子应该烤食，因为鸭子属寒性，在食用的时候，同时加葱之类的辛散之物，可以起到化肉食的作用。有人会问南方的一道名菜——虫草煲老鸭汤的做法是否合理？其实老鸭，特别是更年期后的鸭，性特征已经不明显了，所以如此吃法并无不当之处。

现在吃素的人越来越多，吃素的人一般还忌讳吃葱、姜、蒜、香菜等，这是因为在他们看来，葱、姜、蒜、香菜等均为辛散之物，可以化肉食，既然他们都吃素、不吃肉食了，自然不必吃这些东西了。而"肉食者"则一定要多吃葱、姜、蒜，同时，最好还能喝点温热的酒，或者喝些大麦茶等，因为大麦茶可以去积食，平胀气，壮血脉，化谷食，止渴暖胃。

肉食还包括鱼、虾、蟹等，这些食物都偏于寒性，吃它们时尤其有讲究。首先，这些东西最好是熟吃，生吃最好用酒浸泡过，同时伴着温酒和芥末类的东西才好消化。其次，吃鱼、虾、蟹类的东西时，不可以喝碳酸饮料和冰镇啤酒。碳酸饮料喝多了容易胀气。喝啤酒时就着羊肉，一凉一热，容易得消化道疾病；而就着海鲜则是两寒，容易诱发痛风。那么，在吃这些的时候，喝什么呢？应该喝温热的黄酒或者大麦茶。有人说那多没乐趣和刺激啊！一口冰啤一口海鲜多爽啊！是啊，喝的时候是爽，等百病缠身的时候就不爽啦！

◆ 五菜为充

现在很多想减肥的人都把菜当作主食来吃，这是完全不对的。因为古人认为五菜是粮食饥荒时的补充食品，"五菜为充"，就是说菜只是一种补益，只是作为主食的一种补充而存在的，所以不能把菜当主食来吃。菜又称为"蔬"，蔬，疏也，顾名思义，可以疏通气机。所以，菜不可以切得太碎，它的纤维是个宝，慢慢咀嚼对人很有益处。

◆ 五果为助

现在有一些女性有一个误区：只吃水果就可以减肥。其实只吃水果的话，不仅不能减肥，反而还会增加人的体重。

水果中的汁液是为了滋养里面的核，核是种子，果肉是起滋养的作用，所有的水果都是为了滋养核而存在的，所以吃水果可以滋润人的皮肤但不能减肥。水果中的桃子性温热，宜多食；葡萄性凉，应该少吃；榛子等坚果是种子，可以多食。

四季饮食法

◆春天饮食法

春天应该多吃粮食，春天的粮食都是头一年留下的种子，种子具有生发之机，所以吃种子最补益身体，春天的养生要特别注重吃粮食。

◆夏天饮食法

夏天应吃羹剂，因为羹剂属于温热，容易消化而且不损伤脾胃。

夏天，人体的阳气都浮于外部，五脏最为虚寒，容易闹肠胃疾病，所以夏天最忌讳喝冷饮，其实，这个时候喝温热性的姜汤对人体更有好处。同时，夏天不应进补，因为所有的补品都有滋黏之性，不容易消化。

◆秋天饮食法

秋天应该吃酱剂，秋天收获的东西过盛，吃酱剂容易消化。秋天是收获的季节，虽然粮食丰收，年轻人可以吃新粮，但是年长者最好吃陈粮，因为新粮生机太旺，容易勾起老人的老病根。

◆冬天饮食法

冬天适宜喝酒。因为寒冷之季，喝酒可以通经脉，温暖身体。

冬天人体发挥自保功能，热气内收，所以可以吃温凉顺气之物，比如萝卜；而且体内的热可以化掉万物，所以冬天可以进补。

酒有水火二性，因为酒看上去是水，点燃为火，可见酒既属阴又属阳。此处的酒是指中国的白酒，西方的葡萄酒等本是寒物，如果冬天再加冰饮用，那么对人体脾胃极为有害。

中国的白酒饮用时一定要热着喝，这样对身体才有益。江浙一带痛风病人比较多，多是因为吃海鲜时喝啤酒导致的。如果吃海鲜时，喝黄酒加些姜丝，虽不能如啤酒般提升海鲜的鲜味，但对人体非常有益，因为海鲜为寒中之寒，黄酒加上姜丝为热中之热，如此食用可以化海鲜的生冷之性。另外，喝酒要有度，喝到微醺即可，过量饮酒容易使人冲动。酒中的醪糟酒和黄酒是最补气血的酒，可适当常喝。

三餐吃好，少病没烦恼

早晨要吃饱，因为上午阳气足，人体也同样，早晨七点到九点是胃经当令，九点到十一点是脾经当令，在脾胃最活跃时多吃对身体无害，而且不会发胖。

中午要吃好，因为午饭后正是小肠经当令，主吸收营养，所谓吃好就是饭菜要有五谷、五菜、五畜、五果，东西种类越多，营养越充分。

晚上要吃少，一是下午天地为阴气所主，不容易消化吸收，吃多了会给肠胃增加负担；二是晚上吃多了还会影响睡眠，因为人活一口气，吃多了脾胃就夺气，气就无法上输于脑，在此种情况下，人的睡眠就不够踏实。

过节饮食注意事项

中国人喜欢过节，过节意味着欢天喜地，意味着合家团聚。可"过节"这两个字的原始意义大家却不甚了解。

从民俗学上讲，"年"是一个大怪兽，所以人们要放鞭炮、点明火、睁着眼睛守岁来驱魔迎新。而"节"本指竹节，它有两层含义，既有"连通"之意，又有"纠结"之意。所以，"节"在气候上有"节气"，在人体上有"关节"，在人情上有"过节"，等等。

天地之气通与不通重在"节气"，人体之气通与不通重在"关节"，人情之气通与不通重在"心结"，所以中国人过节时常常吃些有意思的东西，比如说饺子，它不单是交"子时"的意思，而是把许多东西都搅拌在一起，让人们混混沌沌地把这些"结"都走过去，这告诉人们，生活太较真了就没什么意思了……

那么，过节时人们应该在吃上注意什么呢？第一，不可多吃。这是因为过节主要是图个快乐，这些"节"都是难过去的沟沟坎坎，大家聚在一起，"心结"没了，外头的那些难熬的时节也就算不得什么了。第二，老人不可老打扫剩菜剩饭，不可以勉强自己非要吃那些吃不下的东西，吃多了容易引发老年人的心脏病等。

五脏与饮食之性

中医关于五味有这样的说法：味平和的，不离其本性；味至极的，必改变其本性。所以微苦的药，可以温心火；大苦的药，就无温性而大寒。而微咸的药，有寒水之性；大咸的药，则会变热。

所以我们通常所吃的盐，内有火热之性，然而又是水中之火与命门之火相合，如果饮食清淡的话，微咸可以引火下行，过咸则可能助火生发，这也是过去四川等地养公猪时，喜喂食盐的原因，因为这样可以壮阳，从而促使它们多与母猪交配。

盐也属矿物质类，所以也可以这样理解：人每天必须吃盐的原因，即用它来调取元气，来激活身体的各个功能，来帮助和加强我们身体代谢。更何况味咸入肾，所以没有什么比它更能直接调取元气的了。

全国膳食标准第一条规定：饮食应该清淡。这是很对的。元气属于先天带来的，属于不可补充的一罐"煤气"，我们不要总无端地开大火浪费它。

现实中有广告称，"腰酸、背痛、腿抽筋属于缺钙"，其实钙属于矿物质的一种，可以提前抽调人的元气，但是不能真正的补钙。而补钙的第一原则就是直接晒太阳，另一个原则就是身体要负重。其实补钙不可以总依赖药物，过分依赖药物是现代人患病的一个大问题。现代人认为花钱可以买健康，其实是大错特错，好好吃饭（早晨吃饱，中午吃好，晚上吃少）、好好睡觉才是养生的根本。

在日常养生中，我们也要明白五脏的喜好，从而利用其性而达到养生的目的。

肾喜咸，咸得水味，其性主降，所以昆布海藻味咸，可以清肝火。

肝喜酸味，酸味入肝，因而过食酸味的东西，就会使肝气生发太过而抑制脾土，使皮肤角质变厚而嘴唇外翻。怀孕的妇女因为肝血不足，所以往往很喜欢吃酸味的东西。

心喜苦味，苦味入心，因而过食苦味的东西就会使气下降而不能滋润皮毛，从而使皮肤枯槁，乃至汗毛脱落。

肺喜辛味，筋脉虽与肝相合，但筋脉是否有弹性、手爪是否灵活则由肺气所主，而辛辣味入肺，因而过食辛味的东西就会损伤筋脉的张弛性，使手爪等筋脉失去一定的弹性。

脾喜甘味，甘味入脾，因而过食甘味的东西就会抑制骨头的凝敛功能，而凝敛不住就会使头发脱落。所以说，头发脱落实际上是肾的凝聚功能出了问题，要想治疗脱发，从肾治疗就可以了。

五行对应关系表

五行	金	木	水	火	土
五脏	肺	肝	肾	心	脾
五色	白	青	黑	赤	黄
五声	哭	呼	呻	笑	歌
五志	忧	怒	恐	喜	思
五官	鼻	目	耳	舌	口
五臭	腥	臊	腐	焦	香
五液	涕	泪	唾	汗	涎
五味	辛辣	酸	咸	苦	甘甜
五体	皮毛	筋	骨	脉	肌肉
官职	丞相	将军	大力士	君主	谏议之官
五华	毛	手（爪）	发	面色	唇
五变	咳	握	栗	忧	哕

注：本书中所涉及的个别图片，由于各种原因未能联系到作者，请有关作者联系我社，我社将遵循国家有关标准支付稿酬。